Dr. Jörg Zittlau

Erfolgreich abnehmen mit
Pu-erh-Tee

Mit dem natürlichen Fettkiller zum Wohlfühlgewicht.
Cholesterinwerte regulieren, die Verdauung anregen und den Körper entgiften

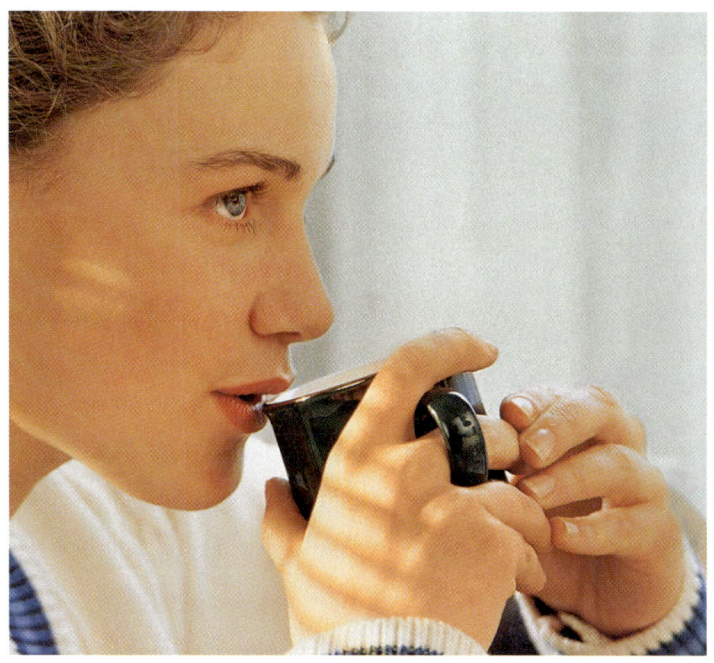

LUDWIG

Inhalt

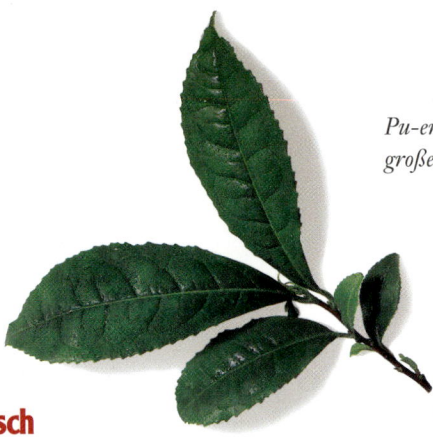

Pu-erh gehört zur großen Teefamilie.

54 Rezepte zum Heilen und Genießen

Pu-erh macht nicht nur fit, sondern ist auch ein Geheimtipp für gesundheitsbewusste Feinschmecker.

66 Schlank mit Pu-erh

Endlich ist Schluss mit unsinnigen Diäten und Kalorienzählen: Wie Sie problemlos Ihr Wohlfühlgewicht erreichen.

76 Lindern und heilen mit Pu-erh von A bis Z

Wirkungsvolle Rezepturen zur Vorbeugung und Behandlung von Beschwerden und Krankheiten.

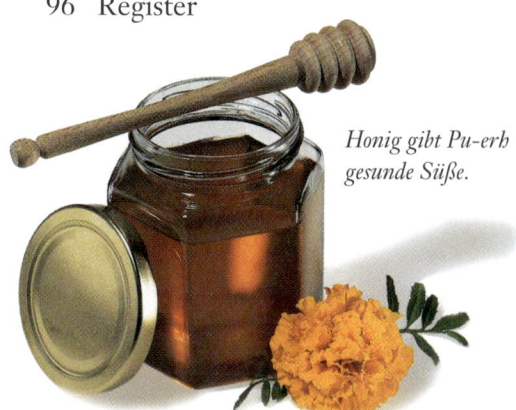

Honig gibt Pu-erh gesunde Süße.

Pu-erh – exotisch und sagenumwoben

Pu-erh-Tee wird in China schon seit Jahrtausenden als Alltagsgetränk konsumiert, und während dieser Zeit entwickelten sich natürlich auch einige Legenden um ihn.

Und auch hierzulande hat er viel von einem Mysterium an sich. So teilte ein Teehändler auf Anfrage mit, dass es sich bei Pu-erh um einen Tee handeln würde, der »in der Erde eingegraben wird und dabei natürlich einem großen Schimmelrisiko ausgesetzt ist.« Ein anderer Teehersteller behauptete sogar, dass der Pu-erh nicht in China, sondern irgendwo in Deutschland hergestellt werde.

Ein altes Naturheilmittel kehrt zurück

Mittlerweile wurden zum Pu-erh zahlreiche Forschungsergebnisse vorgelegt, vor allem aus China, Japan und Frankreich. Demzufolge ähnelt er in seinen Wirkungen – weniger in seinem Geschmack – seinen berühmten »Vettern«, dem grünen und dem schwarzen Tee. Drei Wirkungskreise stechen jedoch bei ihm heraus:

▶ Sein positiver Effekt auf den Fett- und Harnsäurespiegel im Blut
▶ Sein Entgiftungseffekt, vor allem in Bezug auf Alkohol
▶ Seine reduzierende Wirkung auf das Körpergewicht

All diese Effekte sind sicherlich von zentraler Bedeutung für unsere Gesundheit, für uns im wohlstandsgeprägten Europa wahrscheinlich sogar mehr als für sein eher bescheidenes Heimatland. Dennoch: Zu einem richtigen Trendtee wurde Pu-erh nie. Stets stand er im Schatten von schwarzem und grünem Tee.

Doch nun scheint seine Zeit gekommen zu sein. Und der Markt zieht mit. Wer jetzt in Reformhäuser, Apotheken, Drogerien oder Teegeschäfte geht, muss nicht mehr mit erstauntem Stirnrunzeln rechnen, wenn er nach Pu-erh-Tee fragt.

Der schwarze Tee gewann durch die Engländer der Kolonialzeit in Europa an Popularität, später rückten japanische und amerikanische Wissenschaftler den grünen Tee wegen seiner gesundheitlichen Vorzüge ins öffentliche Interesse. Um den Pu-erh kümmerte sich hingegen keiner so recht. Doch in jüngster Zeit ändert sich das deutlich.

Schlankheitsmittel bleiben wirkungslos

Die Zeiten, in denen ein fülliger Körper stolz als Kennzeichen von Wohlstand herumgetragen wurde, sind lange vorbei. Der Mensch von heute weiß, dass Übergewicht ein Risiko für die Gesundheit darstellt und außerdem wenig attraktiv wirkt. Aus diesem Grund ist er denn auch bereit, viel Geld, Geduld und Willenskraft zu investieren, um abzuspecken und schlank zu werden.

Immer wieder zaubern große Pharmaunternehmen neue Mittel gegen das Übergewicht aus dem Ärmel, die dann mit großem Werbe- und PR-Aufwand unter die Leute gebracht werden. Bei näherem Hinsehen entpuppen sich jedoch diese synthetischen Abmagerungshilfen in der Regel nicht als revolutionäre Neuheiten, sondern als Wiederaufgüsse von alten Mittelchen, die schon vor ein paar Jahrzehnten en vogue waren – und bereits damals aufgrund ihrer negativen Nebenwirkungen oder aber auch wegen ihrer mangelnden gewichtsreduzierenden Effekte in der Versenkung verschwanden.

Abnehmen mit Genuss

Viele Menschen sind daher skeptisch geworden, was den Markt der synthetischen Abmagerungshilfen angeht. Sie suchen nach Alternativen aus der Naturheilkunde. Und eine davon heißt Pu-erh-Tee – wobei auch er im Grunde natürlich nicht neu ist. Immer mehr Menschen entdecken in ihm eine ernsthafte Alternative im Kampf gegen ihre Gewichtsprobleme.

Ein großer Vorteil von Pu-erh liegt sicherlich darin, dass er – im Unterschied zu den meisten anderen Abspeckhilfen – nicht unbedingt mit Askese und Entbehrung verbunden sein muss. Im Gegenteil, er kann zu einer echten Bereicherung im täglichen Speiseplan werden. Sicherlich muss man sich erst an seinen Geschmack gewöhnen, doch das sollte eigentlich kein Problem sein.

Denn wenn wir ehrlich sind, mussten sich auch die Bier- und Weinkenner unter uns erst einmal an diese Getränke gewöhnen. Und warum sollte dies nicht auch beim Pu-erh gelingen?

Der kraftvolle »dayeh«-Teebaum, aus dem Pu-erh gewonnen wird, ist in besonderer Weise mit dem mystischen Heilkräuterland Yunnan verbunden. Pflanzt man ihn von dort weg, so verändert sich die Pflanze so, dass sie nicht mehr zur Pu-erh-Produktion taugt.

Ein altes Mitglied der Teefamilie

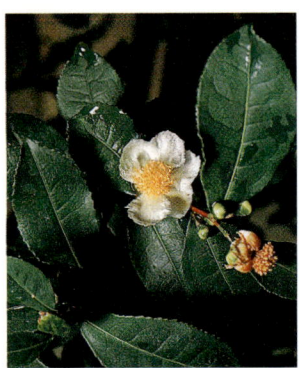

Camellia sinensis – das ist der botanische Name für Tee.

Der Urahne des grünen Tees

Pu-erh-Tee stammt von Teebäumen des Typs Camellia sinensis var. assamica, er unterscheidet sich also prinzipiell nicht vom grünen Tee und auch nicht von dessen fermentiertem Abkömmling, dem schwarzen Tee. Das Besondere an den Pu-erh-Bäumen ist allerdings, dass sie sehr alt werden können sowie kräftige Triebe und glänzende, große Blätter besitzen – letztere brachten ihnen im Chinesischen den Beinamen »dayeh« ein.

Wächst nur in feuchten Höhenlagen

Verantwortlich für den robusten Wuchs der Pu-erh-Bäume sind die besonderen Wetter- und Erdbedingungen, mit denen sie zurechtkommen müssen. Sie wachsen in Yunnan, rund um die Präfektur Pu-erh, die dem roten Tee ihren Namen gab. Dort herrscht tropisches Klima, das allerdings in jenen Höhenlagen, in denen Pu-erh-Tee angebaut wird (1000 bis 1300 Meter über dem Meeresspiegel), abgeschwächt ist: Die durchschnittliche Jahrestemperatur liegt bei 20 bis 25 °C. Die Sonne kommt nur selten durch, 140 bis 180 Tage pro Jahr steckt sie im Nebel, an einigen Gebirgszügen hat man sogar 300 vernebelte Tage pro Jahr. Solche Bedingungen, zusammen mit dem fruchtbaren und durchlässigen Boden, sorgen dafür, dass die Teepflanzen in Xishuangbanna keine zarten Sträucher werden, sondern kräftige Bäume, die mehrere hundert Jahre alt werden können. Sie sind vor allem darin trainiert, mit großen Mengen an Feuchtigkeit zurechtzukommen, Pilze und Fäulnis unter Kontrolle zu halten. Klar, dass der Tee von ihren Blättern auch eine andere Qualität haben muss.

Heimatland des roten Tees ist Yunnan. Diese Provinz liegt im Süden Chinas – an der Grenze zu Vietnam. Sie ist 394 000 Quadratkilometer groß (also ungefähr so groß wie ganz Deutschland) und hat knapp 40 Millionen Einwohner.

Botanisch der Wildform nahe

Doch nicht nur die Lebensbedingungen machen den »dayeh«-Tee-baum zu etwas ganz Besonderem, auch seine Abstammung erscheint ziemlich außergewöhnlich.

Denn in seiner Heimat Yunnan fanden Wissenschaftler Ende des 19. Jahrhunderts wild wachsende Exemplare des Teestrauchs Camellia sinensis, die aufgrund ihres Wuchses unmöglich aus Teekulturen stammen konnten, sondern den Urtee darstellen mussten, wie er schon vor vielen Jahrtausenden in China vorkam. Mit anderen Worten: Der großblättrige Teebaum »dayeh« besitzt einen engen Bezug zu den wilden Urformen des Tees, wir haben es also bei ihm mit einer recht urwüchsigen Pflanze zu tun.

Verkümmert am fremden Standort

Seine Urwüchsigkeit bekundet der »dayeh«-Teebaum auch damit, dass er sich bislang allen Versuchen widersetzte, sich abseits seiner heimischen Wuchsgebiete kultivieren zu lassen. Denn natürlich hatten Teebauern im Lauf der langen Geschichte des Pu-erhs versucht, ihn auch in anderen Gegenden Chinas anzubauen, doch das Resultat war jedesmal, dass der Baum sein Erscheinungsbild völlig veränderte und zu jenem zierlichen, kleinblättrigen Teestrauch wurde, den wir aus den typischen Grün- und Schwarzteekulturen kennen. Pflanzte man diese verzärtelten Teebäume dann allerdings zurück nach Yunnan, so legten sie schon bald wieder zu, um schließlich wieder zum kraftvollen »dayeh«-Exemplar zu werden.

Die Verarbeitung von Pu-erh

Grüner und schwarzer Tee stammen beide von demselben Teestrauch ab, doch während man die Blätter des schwarzen aufbricht und sie der chemischen Veränderung durch Enzyme unterzieht (ein Vorgang, der als Fermentation bezeichnet wird), werden die Blätter des grünen

In Yunnan, in der Nähe des Berges Liuchashan, steht noch heute ein Urexemplar des groß-blättrigen Teebaums »dayeh«. Er wurde 1961 von Botanikern entdeckt, ist über 32 Meter hoch, sein Stamm soll 1700 Jahre alt sein – und er liefert noch heute Teeblätter von bester Qualität!

Tees durch Wasserdampf in ihrem natürlichen Zustand erhalten, die blatteigenen Enzyme werden inaktiviert. Eine Zwischenstufe dieses Vorgangs bildet der so genannte Oolong, bei dessen Blättern wohl mit der Fermentation begonnen wird, um sie dann aber an einem bestimmten Punkt abzubrechen. Oolong wird daher auch als semi- oder halbfermentierter Tee bezeichnet, man rechnet ihn allerdings meistens dem grünen Tee zu.

Bei der Herstellung von Pu-erh finden wir ebenfalls ein Fermentationsverfahren. Es unterscheidet sich jedoch wesentlich von dem des schwarzen und auch von dem des Oolongtees.

> Die südchinesische Präfektur Pu-erh gab dem roten Tee seinen Namen. Pikanterweise wächst dort aber keiner der »dayeh«-Teebäume, aus denen der rote Tee gewonnen wird. Die Präfektur dient lediglich als Platz zum Verarbeiten und Verkaufen.

Zunächst nur ein einfacher Grüntee

Das ganz besondere Fermentationsverfahren des Pu-erh war eine Zufallsentdeckung. Ursprünglich wurde er ganz klassisch hergestellt, nämlich dadurch, dass man die jungen Blätter und Knospen der »dayeh«-Bäume einsammelte und sie kurz erhitzte (»firing«), um die blatteigenen Enzyme auszuschalten. Danach wurde die Blattware noch getrocknet, und es entstand ein trinkfertiger Tee, den man Quingmao nannte – ein unfermentiertes Produkt, das den grünen Tees zugerechnet werden darf.

Und wenn es dabei geblieben wäre, hätte der Pu-erh sicherlich nie seinen Extrastatus erreicht, sondern er wäre einer von vielen chinesischen Grüntees geblieben.

Bakterien und Pilze am Werk

Doch dann passierte es – heute weiß keiner mehr, wann genau es geschah. Der Quingmaotee musste in Körben auf den Rücken von Menschen, Eseln oder Pferden nach Pu-erh gebracht werden, von wo aus er vermarktet wurde.

Der Weg dorthin war lang, es dauerte drei bis sechs Monate, bis die Ware in Pu-erh angekommen war. Und der Weg nach Pu-erh war feucht, der tropische Nebel hing tief in den Bergen Yunnans, und seine mikroskopischen Wassertröpfchen sickerten natürlich auch durch die Körbe mit den Quingmaoblättern. Dort wurde es nass und warm – geradezu ideale Bedingungen für allerlei Bakterien und Pilze. Der Tee blieb natürlich nicht davon verschont. Er färbte sich dunkel und veränderte seinen Geschmack, manchmal zeigte sich auf den Blättern sogar etwas Schimmel.

Transportschaden war ein Segen

Die Teebauern und Händler waren natürlich zunächst einmal entsetzt. Doch dann kam irgendjemand auf die Idee, von dem »vergorenen« Tee zu trinken. Und er stellte fest, dass er schmeckte. Einige Jahre später erkannte man, dass er auch noch außergewöhnlich gesund war. Man beschloss, die Quingmaoblätter fortan systematisch mit Bakterien und Pilzen zu impfen und unter Feuchtigkeit nachreifen zu lassen. Der Pu-erh-Tee war geboren.

Eine ähnliche Geschichte wie die des Kefirs, allerdings mit dem Unterschied, dass der Kefir seine große Zeit als medizinisches Getränk in der westlichen Welt schon hinter sich hat, während die des Pu-erh-Tees wohl erst bevor steht.

Am Reifeprozess von Pu-erh sind neben einigen Bakterienstämmen auch Schimmelpilze wie Aspergillus niger, der von der Industrie zur Herstellung von Zitronensäure benutzt wird, beteiligt. Die genaue Zusammensetzung der Mikrokulturen ist jedoch strenges Betriebsgeheimnis der einzelnen Hersteller.

Kefir – ein ähnlicher Fall

▶ Die Ursprünge des Pu-erh-Tees erinnern an die des Kefirs.

▶ Dieses milchsaure Getränk entstand im Kaukasus dadurch, dass die Milch, die man in Beuteln am Pferd mit sich trug, per Zufall mit einer eigentümlichen Mischung aus Pilzen und Bakterien infiziert und dadurch sauer wurde.

▶ Die Menschen stellten fest, dass dieser Milchdrink gut schmeckte.

▶ Einige Zeit später erkannte man, dass das neu gewonnene Getränk auch noch besonders gesund war. Man infizierte die Milch fortan absichtlich mit Pilzen und Bakterien und züchtete diese Mikroben als so genannten Kefirpilz schließlich sogar systematisch heran.

▶ Der Kefir war geboren, er sollte zum kaukasischen Nationalgetränk werden und auch den Rest der Welt erobern – als »Getränk der Hundertjährigen« mit einer Vielzahl an Inhaltsstoffen für Gesundheit und Schönheit.

Yunnan, die Heimat von Pu-erh-Tee, hat landschaftlich viele Schönheiten wie z. B. den so genannten Steinwald zu bieten.

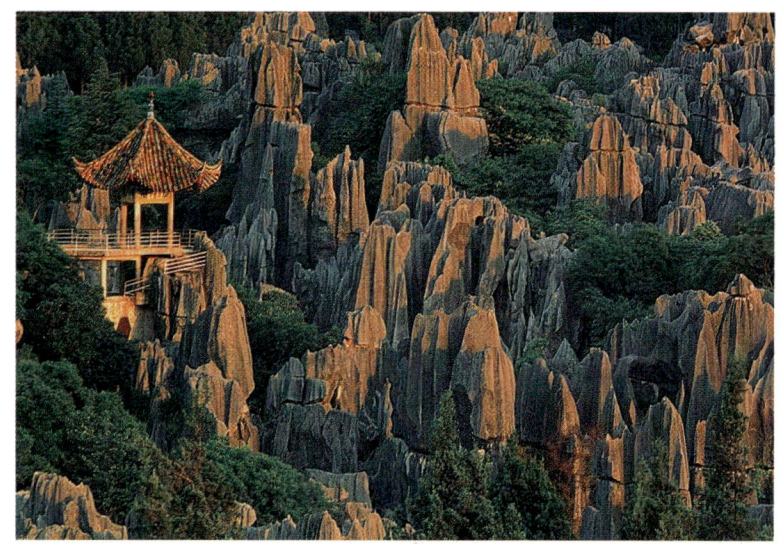

Vom Quingmao zum Pu-erh

Heute läuft die Herstellung des Pu-erh-Tees unter kontrollierten Bedingungen ab. Die zu Quingmaotee gerösteten und getrockneten Blätter werden mit einer bestimmten Menge Wasser angefeuchtet und in Häufchen aufgeschichtet. Dann gibt man eine Portion aus »Pu-erh-Mikroben« hinzu. Sowohl die Menge des Wassers als auch die Menge und Zusammensetzung der Mikrobenkultur sind Betriebsgeheimnis des jeweiligen Herstellers.

Wissenschaftler sehen derartige Geheimniskrämereien natürlich nicht so gern, doch in China – und vor allem unter Chinas Teeproduzenten – sind sie durchaus üblich. Man will eben vermeiden, dass die Konkurrenten den jeweiligen Pu-erh-Tee einfach kopieren.

In der Fachsprache wird Pu-erh gern als postfermentierter (nachgereifter) Tee bezeichnet. Dadurch soll zum Ausdruck gebracht werden, dass er nichts mit dem fermentierten Schwarztee und auch nichts mit dem an- bzw. halbfermentierten Oolong zu tun hat.

Reifung kann Jahre dauern

In den aufgeschichteten Blätterhäufchen passiert dann mikrobiologisch jede Menge. Die Temperatur steigt auf über 35 °C, und der Tee verändert sich in Farbe und Geschmack. Nach mehreren Wochen, manchmal aber auch erst nach Jahren, werden die Vorgänge durch Erhitzen (»firing«) abgebrochen und der Feuchtigkeitsgehalt auf zehn Prozent reduziert. Der Pu-erh-Tee ist fertig. Die Fermentation des Pu-erh-Tees kann unter Umständen mehrere Jahre dauern. Grundsätzlich gilt für ihn wie für guten Wein: Seine Qualität ist umso besser, je länger er reifen konnte. Die kostbarsten Pu-erh-Tees lagern bis zu 60 Jahre lang! Sie sind natürlich dementsprechend teuer. Ihre medizinische Wirkung ist allerdings nicht stärker als die der »jungen« Tees.

Eine farbige Geschichte

Im südchinesischen Yunnan, vor allem im Bezirk Xishuangbanna, wird Tee bereits seit 1700 Jahren angebaut. Etwa Anfang bis Mitte des 2. Jahrhundert n. Chr. wurde China in drei Reiche aufgeteilt, eines der Reiche hatte einen Minister namens Kongming. Und dieser Mann soll der Legende nach auf einer Expedition in den Süden die Kunst des Teetrinkens und -anbauens nach Yunnan gebracht haben.

Der Tee aus Xishuangbanna

Die Verehrung für Kongming hält bis heute an. Die Menschen von Xishuangbanna nennen die Teepflanzen bis heute Kongmingbäume und die Berge, auf denen sie wachsen, Kongmingberge.
Den Geburtstag des Teeahnherren begeht man mit einer riesigen Feier, zu deren Anlass ausgiebig gesungen und getanzt wird – und man lässt eine ballonartige Laterne in den Himmel steigen, die nach den Umrissen des Profils von Kongmings Gesicht gefertigt wurde. Historische Studien belegen allerdings, dass Kongming niemals einen Fuß auf Xishuangbannas Boden setzte.
Der Legende hat dies jedoch keinen Abbruch getan. In Xishuangbanna ist man nach wie vor davon überzeugt, eine der Wiegen der chinesischen Teekultur zu sein. Und man verweist mit enormem Stolz auf die Tatsache, dass sich in diesem Teil Yunnans die ältesten Teebäume der Welt befinden.

In China gilt es als ein Qualitätsmerkmal, wenn die Pu-erh-Blätter einen leichten Schimmelbelag aufweisen. Dieses Kriterium erinnert an die Messlatten, die wir an unseren Schimmelkäse anlegen.

Eine mongolische Entdeckung

Schwer zu sagen, wann in Yunnan der Pu-erh entwickelt wurde. Bekannt ist, dass die dortigen Einwohner den Tee schon während der Tang-Dynastie (618–907) tranken. Anfang des 1. Jahrtausends wurde der Tee auch schon exportiert zu den »Barbaren des Westens«, womit zur damaligen Zeit die Menschen Tibets gemeint waren.

So richtig bekannt wurde Pu-erh jedoch erst vor etwa 750 Jahren, als Khubilai Khan, der Enkel des berüchtigten Mongolenherrschers Dschingis Khan, Soldaten nach Yunnan schickte, um Land und Leute nach rauer Sitte der Zeit zu »befrieden«.

Der chinesische Dichter Wang Yu pries zu Zeiten der Sung-Dynastie (960–1280) den roten Tee: »Wohlriechender als die Orchideen im kaiserlichen Garten, untadeliger als der Vollmond im Herbst; die Menschen weigern sich, ihn zu kosten, aus Angst, der Geschmack würde wieder vergehen; als Geschenk taugt er nur für unsere weißhaarigen Eltern.«

Pu-erh gab Zähigkeit und Ausdauer

Die für ihre Zähigkeit und ihren Mut bekannten Krieger zeigten sich stark beeindruckt, mit welchem stoischen Gleichmut und mit welcher robusten Gesundheit man in Yunnan mit den dortigen Lebensverhältnissen – viel Feuchtigkeit und Nebel, starke Temperaturschwankungen, härteste körperliche Arbeit – fertig wurde. Auch der Einmarsch der Mongolen wurde eher gelassen hingenommen. Bei der Suche nach den Ursachen für die bemerkenswerte Zähigkeit der Yunnanchinesen stieß man auf den roten Tee, und die Soldaten des Khan waren es denn auch, die als erste den Pu-erh weit über die Grenzen Yunnans hinaus bekannt machen sollten.

Der erste Boom

In der Qing-Dynastie (1644–1911) erlebte Pu-erh einen regelrechten Boom. Tausende von schlecht bezahlten Chinesen kletterten die Berge Yunnans hinauf, um die »dayeh«-Blätter von den Bäumen zu pflücken, Lawinen aus Menschen, Pferden und Eseln quetschten sich durch die nadelförmigen Wege, um die Blätter nach Pu-erh zu bringen. Dort wurden sie weiterverarbeitet und in großem Stil exportiert, beispielsweise nach Burma, Thailand, Laos, Vietnam und Indonesien. Am Ende der Qing-Dynastie wurde jedoch die Regierung zunehmend korrupter, und dies führte zu einem drastischen Abfall der Produktion an Pu-erh-Tee. Die Bauern verarmten, und dies sollte auch erst einmal viele Jahre lang so bleiben.

Die Nachfrage im Westen steigt

In den letzten Jahren geht es jedoch wieder aufwärts in Yunnan, denn nun entdeckt auch der Westen immer mehr die gesundheitlichen Vorzüge von Pu-erh. Die steigende Nachfrage bringt allerdings auch einige Probleme mit sich.

So versuchen einige der Bauern und Händler, die notwendige Reifezeit des Tees abzukürzen, um auf diese Weise den Tee schneller auf den Markt bringen zu können. Dies geht natürlich zu Lasten der Qualität, da verhält es sich mit dem Pu-erh nicht anders als mit Wein. Glücklicherweise machen jedoch die meisten deutschen Teehändler diesen Trend nicht mit: Sie verzichten lieber darauf, den Pu-erh ins Sortiment aufzunehmen, solange sie nicht einwandfreie Qualität geliefert bekommen. Wenn also in Deutschland auf dem Markt, so ist er auch in der Regel von guter Qualität; bei Dumpingpreisen von 6 oder 7 DM für 100 Gramm ist allerdings Skepsis angebracht.

Als der Pu-erh-Tee das erste Mal in die USA kam, schickten ihn die amerikanischen Teehändler enttäuscht zurück. Der Grund: Man hatte von chinesischer Seite versäumt, sie über die Besonderheiten von Pu-erh aufzuklären. Und so hielt man ihn lediglich für einen verschimmelten Schwarztee.

Der Teehandel ist in China seit jeher ein wichtiger Wirtschaftsfaktor, besonders im Süden und Südosten der Volksrepublik.

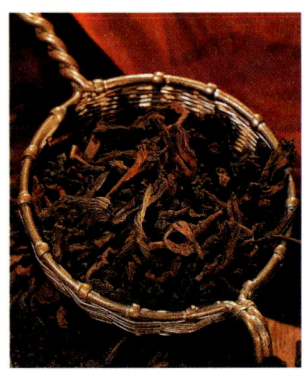

Der rote Tee hat es in sich!

Die Inhaltsstoffe von Pu-erh-Tee

Das Wirkstoffprofil

Bei grünem und schwarzem Tee ist das Wirkstoffprofil mittlerweile genau entschlüsselt, hier haben vor allem amerikanische und japanische Wissenschaftler gewissenhafte Detailarbeit geleistet.

In dieser Beziehung ist beim Pu-erh sicherlich noch einiges nachzuholen, nicht zuletzt auch deshalb, weil es traditionellen chinesischen Medizinern recht gleichgültig ist, was eine Heilpflanze alles enthält – ihnen reicht aus, dass sie sich in der täglichen Heilpraxis bewährt hat. Und da hat der Pu-erh wahrlich genug zu bieten.

Dennoch: Es verhält sich beileibe nicht so, dass wir über seine Inhaltsstoffe gar nichts wissen, wie von deutschen Pharmazeuten gern behauptet wird. So erschien bereits Anfang der neunziger Jahre eine japanische Studie, in der ganz genau beschrieben wurde, welche Veränderungen bestimmte Inhaltsstoffe der Pu-erh-Blätter bei ihrem langwierigen Fermentationsprozess erfahren. Darüber hinaus taucht der Pu-erh immer wieder in den Veröffentlichungen von asiatischen Forschern auf, die sich mit den Wirkstoffen von grünem Tee beschäftigen. Was durchaus nahe liegend ist, insofern ja seine Blätter gleichfalls von der Teepflanze Camellia sinensis stammen – wenn auch von einer besonders urtümlichen und kräftigen Art.

Die Analyse der Wirkstoffe ist wichtig, um den Wert einer Heilpflanze einschätzen zu können. Sie ist jedoch nicht das Nonplusultra, denn Heilpflanzen sind mehr als nur die bloße Summe ihrer Wirkstoffe. Es zählt auch das Zusammenwirken, also die synergetischen Kräfte der Substanzen.

Ein großes medizinisches Potenzial

Die botanisch enge Verwandtschaft bringt es natürlich mit sich, dass sich die Wirkstoffprofile der Blätter von Pu-erh sowie schwarzem und grünem Tee stark ähneln. Es gibt jedoch auch bemerkenswerte Unterschiede. So sind »Biostoffstars« der Teeblätter die so genannten

Polyphenole, die hauptverantwortlich sind für zahlreiche Heilwirkungen von Tee, wie etwa die Hemmung von Tumorwachstum und die Senkung von Blutdruck und Blutzuckerspiegel. Der Polyphenolanteil ist jedoch in den großen »dayeh«-Blättern von Pu-erh höher als in den zierlichen Blättern, die für grünen und schwarzen Tee herangezogen werden. Darüber hinaus sorgt ihre große Blattoberfläche dafür, dass die Phenole bei der Teezubereitung besser und schneller ins Wasser übergehen können.

Und dies bedeutet konkret, dass Pu-erh-Blätter gerade in Bezug auf die Hauptwirkstoffe von Tee als besonders hochwertig anzusehen sind. Denn sie enthalten nicht nur mehr davon, sie reichern auch in besonderem Maß diese Mengen im Teewasser an. Allein schon deshalb muss dem Pu-erh-Tee ein großes medizinisches Potenzial eingeräumt werden.

Fermentation verändert die Biostoffe

Allerdings wissen wir mittlerweile, dass die Polyphenole der Teeblätter beim Fermentieren stark verändert werden. Wie etwa beim schwarzen Tee, bei dessen Herstellung die kleinmolekularen Polyphenole der grünen Teeblätter größtenteils in großmolekulare Verbindungen umgewandelt werden. Doch dies muss nicht unbedingt von Nachteil sein. Denn auch die großen Phenolverbindungen haben es in sich. In Bezug auf seine Wirksamkeit als Krebserkrankungen hemmender Radikalefänger ist der schwarze gegenüber dem grünen Tee nur geringfügig schwächer, und was die Fähigkeit betrifft, den Kariesbakterien im Mund das Leben schwer zu machen, ist die schwarze Variante der grünen sogar überlegen.

Ähnliches gilt auch für den Pu-erh. Klar, dass sich bei ihm zahlreiche Polyphenole im Lauf seiner Fermentation – die ja mehrere Jahre dauern kann und von Mikroben gesteuert wird – verändern. So entstehen vor allem große Mengen an großmolekularen Gallussäuren. Das bedeutet keine Wertminderung, sondern eine Veränderung seiner medizinischen Qualität. Pu-erh-Tee ist gesund, doch er ist es auf andere Weise als grüner oder schwarzer Tee.

Das chemische Profil von Pu-erh ähnelt dem von anderen Teesorten. Aber beim Pu-erh-Tee scheinen die fettfressenden Saponine die überragende medizinische Rolle zu spielen, während beim grünen und schwarzen Tee vor allem die Krebs hemmenden Polyphenole im Vordergrund stehen.

Die Gruppe der Bitterstoffe

Bitterstoffe bilden keine einheitliche Gruppe von Substanzen, zu ihnen gehören derart unterschiedliche Stoffe wie Gerbsäuren und Theophyllin, auch einige Mineralien und Vitamine schmecken bitter. Bitterstoffe können also sehr unterschiedliche chemische Eigenschaften besitzen; an dieser Stelle geht es jedoch nur um die Bedeutung ihres Geschmacks. Eine japanische Studie konnte zeigen, dass gerade der Fermentationsvorgang zum Pu-erh bei den Teeblättern ein ganz eigentümliches Profil an Bitterstoffen hervorbringt.

Zu diesem Profil gehören Substanzen mit Namen wie 1,2-dimethoxy-4-methylbenzen oder 1,2,3-trimethoxybenzen, von denen man weiß, dass sie in entscheidendem Maß für Aroma und Geschmack von Pu-erh verantwortlich sind. Ihr besonderes »Talent« besteht darin, auf unserer Zunge jene Teile zu aktivieren, die für eine bittere Geschmacksempfindung zuständig sind, ohne aber dabei körperliche und psychische Abwehrreaktionen in uns auszulösen, wie sie normalerweise typisch für bittere Geschmacksnoten sind, da sie in unserem zentralen Nervensystem mit dem Attribut »Vorsicht, möglicherweise giftig und schädlich!« verknüpft werden.

Viele empfinden den Geschmack von Pu-erh zunächst als »medizinisch« und »irgendwie alt«. Später ändert sich diese Einschätzung jedoch. Nicht umsonst erhielt 1986 ein Pu-erh-Tee mit Namen »Yunnan Tuo Cha« den 9. Internationalen Lebensmittelpreis, weil er Wohlgeschmack mit gesundheitlichen Vorzügen verbindet.

Der Geschmack wird geschult

Mit anderen Worten: Pu-erh bringt unserem Nervensystem bei, dass ein bitterer Geschmack nicht unbedingt schädlich ist, sondern durchaus angenehm sein kann. Die Bitterkeit von Pu-erh kommt intensiv, aber keinesfalls ekelhaft daher. Pu-erh-Einsteiger berichten immer wieder, dass sie am Anfang schon etwas skeptisch waren, wenn sie die erdig-rauchige Bitterkeit des Tees auf ihrer Zunge spürten, dass jedoch stets ein angenehmer Nachgeschmack blieb, der nach einer gewissen Weile sogar ins Liebliche umschlug. Und dieses angenehme Gefühl führt denn auch dazu, dass man sich bereitwillig auf die nächste Pu-erh-Tasse einlässt und längerfristig möglicherweise zu einem regelrechten Pu-erh-Fan wird, der nicht mehr auf die eigentümliche Geschmacksnote des Tees verzichten will. Die Erfahrung zeigt außerdem, dass der regelmäßige Genuss von Pu-erh-Tee das Geschmacksempfinden des Menschen verfeinert. In Südchina zählt er daher – ähnlich wie der grüne Tee in Japan – zu den Selbstverständlichkeiten der feinen Küche.

Koffein – der Muntermacher

Koffein wirkt anregend auf das Herz und das zentrale Nervensystem, es erzielt dadurch eine Steigerung der Aufmerksamkeit. Es stimuliert außerdem die Ausschüttung der Magensäuren und die Wasserausscheidung über den Harn, auch die Atemwege werden durch Koffein weiter gestellt. Nicht zuletzt deshalb werden Tee und Kaffee vor allem zu und nach den Mahlzeiten getrunken, da sie die Verdauung anregen und die durch das »verdauungsträge« Nervensystem eng gestellten Atemwege wieder öffnen.

Pu-erh enthält Koffein, sein Koffeingehalt ist jedoch geringer als der von Kaffee oder schwarzem bzw. grünem Tee. Er kann daher – sofern keine Überempfindlichkeit gegenüber Koffein besteht – auch am Abend getrunken werden.

Der Fettabbau wird angeregt

Koffein ist außerdem – sofern längerfristig in Maßen dosiert – eine wirkungsvolle Diäthilfe, da es die so genannte von Noradrenalin induzierte Lipolyse in den Fettzellen stimuliert. Mit anderen Worten: Koffein kann den Fettabbau in unserem Körper anregen. Voraussetzung dafür ist aber, dass es nicht nur kurzfristig, sondern über einen längeren Zeitraum hinweg aktiv wird.

Bei Colagetränken oder Kaffee steigt die Koffeinkurve im Organismus jedoch nur kurz (wenn auch steil) an – zu kurz, um diätetisch wirksam zu sein. Ganz anders bei grünem Tee, nach dessen Verzehr die Koffeinkurve im Körper sehr langsam ansteigt, um dann relativ lange auf einem mäßig hohen Niveau zu bleiben.

Und noch gemäßigter und diätfreundlicher verläuft diese Kurve schließlich bei Pu-erh und Oolong. Der gewichtsreduzierende Effekt dieser beiden Tees ist daher wohl auch zum Teil in deren wohldosiertem Koffeingehalt begründet.

Mit sanfter Langzeitwirkung

Koffein besitzt allerdings auch eine Reihe von Nachteilen. So kann sein harntreibender Effekt im Sommer zu Problemen mit dem Wasserhaushalt führen. In großen Mengen kann es Schlaflosigkeit provozieren, und einige Ärzte sehen es als Auslöser von Migräneanfällen. Als magensaftanregendes Alkaloid kann es bei Patienten mit Magenschleimhautreizungen, Gastritis oder Magengeschwüren zu Problemen führen. Einige Studien lassen ferner den Schluss zu, dass Koffein auch die Empfängnis beeinträchtigt.

Der Koffeingehalt im Pu-erh ist jedoch unproblematisch. Der Grund: Der ursprünglich hohe Koffeinwert in den Teeblättern wird durch den jahrelangen Fermentationsvorgang deutlich nach unten geschraubt. Eine entscheidende Rolle spielen hierbei die Mikropilze, die an der Fermentation beteiligt sind. Diese sind nämlich einer japanischen Studie zufolge in der Lage, das Koffein regelrecht zu verdauen. Darüber hinaus sind die Koffeinmoleküle von Pu-erh – wie beim grünen Tee – durch Polyphenole sozusagen an die Kette gelegt, so dass sie nur sehr zögerlich in unserem Organismus aktiv werden können. Pu-erh-Tee kann daher auch im Verlauf einer Diät getrunken werden, ohne dass es zu Magenproblemen kommt.

Aufgrund seiner anregenden Wirkungen wird Koffein auch gern in Schmerz- und Grippemedikamenten verarbeitet. Es wäre jedoch ein Trugschluss, hieraus auf einen medizinischen Wert des Alkaloids schließen zu wollen.

Besonders schonend – mehrere Aufgüsse

Auf Nummer Sicher geht, wer sich über den Tag verteilt mehrere Aufgüsse von Pu-erh aus ein- und denselben Blättern zubereitet. Man fängt also morgens damit an, einen gestrichenen Teelöffel mit frischen Pu-erh-Blättern aufzubrühen, die man nach dem Abseihen nicht auf dem Kompost entsorgt, sondern an einem schattigen Platz zwischenlagert. Mittags nimmt man dann dieselben Blätter für einen Folgeaufguss, und genauso verfährt man am Nachmittag und am Abend. Auf diese Weise verschafft man sich morgens den richtigen Koffeinkick, um gut in den Tag zu starten, während bei den folgenden Aufgüssen der Koffeinwert immer weiter abnimmt, um schließlich am Abend auf Bedeutungslosigkeit geschrumpft zu sein.

Polyphenole – die Alleskönner

Pu-erh, Oolong sowie grüner und schwarzer Tee werden alle aus einer Pflanze gewonnen, nämlich Camellia sinensis, wobei allerdings für die Pu-erh-Gewinnung besonders großblättrige und robuste Varianten herangezogen werden. Das Besondere an Camellia sinensis: In ihren Blättern finden wir große Mengen an Polyphenolen. Die Teepflanze braucht diese Stoffe, um sich gegenüber Schädlingen und dem Sonnenlicht behaupten zu können. Polyphenole können auch im Körper des Menschen erstaunliche gesundheitsfördernde Prozesse in Gang setzen. Voraussetzung ist, dass sie irgendwie in unseren Körper gelangen. Doch hier hat es die Natur glücklicherweise gut mit uns gemeint: Polyphenole sind nämlich sehr gut wasserlöslich. Und dies bedeutet, dass wir keinerlei Probleme damit bekommen, an den Polyphenolschatz der Teeblätter zu kommen. Wir brauchen dazu nichts weiter als einen simplen Teeaufguss.

Hoher Gehalt im Pu-erh-Tee

In einer Studie konnte gezeigt werden, dass der Polyphenolgehalt in den großblättrigen »dayeh«-Exemplaren, die für den Pu-erh herangezogen werden, besonders hoch ist. Das gilt besonders für ihren Gehalt an Katechinverbindungen, die ja in jüngster Zeit aufgrund ihrer Krebs hemmenden und blutzuckersenkenden Eigenschaften im Zusammenhang mit grünem Tee regelrecht berühmt wurden.

Im fertig produzierten Pu-erh-Tee ist von diesen Katechinen nicht mehr viel übrig. Denn seine Blätter wurden mehrere Jahre lang gelagert, und dabei machten sich nicht nur blatteigene Enzyme, sondern auch fleißige Mikroben an den Katechinverbindungen zu schaffen. Klar, dass sie dabei in ihrer Struktur stark verändert werden. Sie werden zum Teil in neue Polyphenolverbindungen wie Myrizetin, Gallussäure und Kaempferol umgewandelt, doch die können sich in ihren medizinischen Wirkungen durchaus mit den ursprünglichen Katechinverbindungen messen lassen.

Die großen »dayeh«-Blätter des Pu-erh-Tees sind besonders reich an Polyphenolen. Diesen Stoffen schreiben Ernährungswissenschaftler zahlreiche positive Wirkungen auf unsere Gesundheit zu.

Myrizetin schützt die Zellen

Pu-erh-Tee enthält große Mengen an Myrizetin. Diesem Polyphenol bescheinigen Ernährungswissenschaftler eine besondere Wirksamkeit als Antioxidans. Das bedeutet: Myrizetin schützt unsere Körperzellen, aber auch Vitamine und die im Blut kursierenden Fette vor dem Angriff aggressiver Substanzen. Darüber hinaus unterdrückt Myrizetin die Histaminausschüttung aus den Mastzellen unseres Immunsystems. Eine übermäßige Histaminproduktion ist verantwortlich für typische allergische Reaktionen wie Augenbrennen, Niesreiz, Darmkrämpfe und Hautrötungen (z. B. Nesselsucht); viele Allergiker werden mit so genannten Antihistaminika behandelt. Ihnen kann durch Myrizetin durchaus in ähnlicher Weise geholfen werden.

Unter den Tees gibt es nur wenige – wie etwa Jasmintee und japanischer Senchatee –, die mehr Myrizetin enthalten als Pu-erh. Er eignet sich aufgrund seines Myrizetingehalts zur Vorbeugung von Arteriosklerose, aber auch zur Therapieunterstützung bei Allergien.

Pu-erh besitzt antiallergische Polyphenole; für Nahrungsmittelallergiker kann er daher durchaus einen Versuch wert sein. Der am besten gegen Allergien wirkende Tee ist aber der Rotbuschtee aus Südafrika.

Gallussäure zur Entgiftung

Die frischen Blätter des »dayeh«-Teebaums enthalten nur recht wenig Gallussäure, doch im fertig fermentierten Blattmaterial des Pu-erh-Tees ist der Gallussäurewert recht hoch. Dies bedeutet, dass sich dieses spezielle Polyphenol erst während der mehrjährigen Reifezeit entwickelt. Gallussäure wirkt in starkem Maß antioxidativ, d.h., sie schirmt unseren Organismus gegen Angriffe aggressiver Substanzen ab. Dadurch bildet sie einen wirkungsvollen Schutz vor Krebserkrankungen, vor allem im Darm- und Speiseröhrenbereich. Im Labor konnte sie außerdem zahlreiche antibiotische Effekte unter Beweis stellen, vor allem gegen Viren und Bakterien. Zu den weiteren Fähigkeiten von Gallussäure gehört, dass sie im Darm entgiftende Enzyme aktiviert. Dadurch erklärt sich möglicherweise, warum Pu-erh in China nicht nur als wertvolle Verdauungshilfe, sondern auch als erste Hilfe im Anschluss an durchzechte Nächte gefeiert wird: Der rote Tee sorgt dafür, dass die Promillezahl im Blut schneller absinkt.

Kaempferol bremst Allergien

Dieses Polyphenol hemmt bestimmte Enzymgruppen, die an der Entstehung von Krebserkrankungen beteiligt sind. Darüber hinaus hemmt Kaempferol die Ausschüttung von Histaminen, es wirkt also ähnlich antiallergisch wie das oben aufgeführte Myrizetin.

Der Kaempferolwert im Pu-erh wird allerdings durch zahlreiche andere Tees wie Sencha (ein japanischer Grüntee) und Tencha (ein chinesischer Grüntee) übertroffen.

Querzetin löst Krämpfe

Querzetin wirkt krampflösend und legt dadurch den Einsatz von Pu-erh bei Unterleibskrämpfen infolge von Darmerkrankungen, Durchfall oder Menstruationsbeschwerden nahe. Das Polyphenol gilt außerdem als wirkungsvoller Hemmer des Enzyms Monoaminooxydase (MAO), das in unserem Gehirn die Aktivität von Serotonin blockiert. Querzetin sorgt also dafür, dass Serotonin nicht gehemmt, sondern in ausreichendem Umfang im Gehirn zum Einsatz kommt. Und das hat eine ganze Reihe von positiven Auswirkungen. Denn der Hirnbotenstoff Serotonin wird auch gern als Glückshormon bezeichnet, weil er für Wohlbefinden, Zufriedenheit und ein angenehmes Gefühl der Sättigung sorgt. Außerdem erleichtert er das Einschlafen und sorgt für die Freisetzung von verschiedenen schmerzhemmenden Substanzen.

Der Stoff Querzetin wird nicht erst während der Reifung zum fertigen Pu-erh entwickelt. Er befindet sich bereits in den frischen »dayeh«-Blättern des Teebaums.

Wirksam gegen Stimmungstiefs

Querzetin hält also in unserem Gehirn glückserhaltende Prozesse in Gang; nicht umsonst findet man es auch in großen Mengen im Johanniskraut, dessen antidepressive und schlaffördernde Wirkungen ja mittlerweile überall in der Psychiatrie genutzt werden. Pu-erh kommt nicht ganz an die psychischen Wirkungen von Johanniskraut heran; dennoch kann sein Einsatz bei gelegentlichen Stimmungstiefs und Schlafstörungen sinnvoll sein. Querzetin hemmt weiterhin die Ent-

Mit Querzetin enthält Pu-erh einen Wirkstoff, der u. a. für die antidepressiven Wirkungen von Johanniskraut verantwortlich gemacht wird. Pu-erh ist dadurch möglicherweise eine Alternative in der Behandlung von leichteren Schlafstörungen und Stimmungstiefs.

wicklung von Darmkrebs, der durch die oben erwähnten MAO-Substanzen gefördert wird. Auch hormonbedingte Tumoren wie Brustkrebs haben unter Anwesenheit von Querzetin weniger Chancen, sich zu entfalten. Nicht zu vergessen schließlich, dass Querzetin auch den Blutzuckerspiegel senkt.

Die Pu-erh-Saponine haben die starke Neigung, sich mit Fetten zu verbinden. Dieser Effekt ist nicht nur im Kampf gegen Übergewicht und hohe Cholesterinwerte von Nutzen. Auch die Zellwände von parasitären Pilzen bestehen aus Fettverbindungen, die von den Saponinen aufgebrochen werden.

Saponine – die Fatburner

Saponine knacken die Zellwände von parasitären Pilzen, sie wirken also fungizid. Pu-erh-Tee besitzt daher gute Chancen in der Therapie von Pilzerkrankungen, vor allem dann, wenn sie sich im Darm angesiedelt haben. Für unser Körpergewicht ist aber von entscheidender Bedeutung, dass die Pu-erh-Saponine das fettspaltende (lipolytische) Enzym im Sekret unserer Bauchspeicheldrüse hemmen. Die Folge: Ein Teil des Fetts, das wir mit der Nahrung aufnehmen, wandert unverdaut wieder durch den Magen hinaus.

Der Pu-erh-Trinker merkt dies schon nach wenigen Tagen dadurch, dass sich seine Stuhlmenge vergrößert und in der Konsistenz verändert. Längerfristig werden dem Körper Nachschubfette für seine Speckdepots entzogen – das Körpergewicht wird reduziert.

Besser als Diätpillen

Die Hemmung des lipolytischen Enzyms ist ein Effekt, den auch die Pharmaindustrie im Visier hat. Man denke nur an den Wirkstoff Orlistat, der gerade in jüngerer Zeit als Wundermedikament gegen Übergewicht gefeiert wird. Die Saponine von Pu-erh (und übrigens auch von Oolongtee) wirken ähnlich, haben aber außerdem den Vorteil, in natürlicher Verpackung als Alltagsgetränk zum Einsatz zu kommen. Und dies gibt nicht nur kulinarische Pluspunkte. Denn wer regelmäßig Pu-erh trinkt, reduziert nicht nur sein Übergewicht, er sorgt auch dafür, dass sich die anderen zahlreichen positiven Wirkungen des roten Tees entfalten können. Eine Pille mit einem synthetischen und isolierten Wirkstoff kann da nicht mithalten.

Saponine senken den Cholesterinspiegel

Darüber hinaus sind Saponine ungemein wirksam, was die Senkung des Blutfettspiegels betrifft. Auf der einen Seite zwingen sie das aus der Nahrung aufgenommene Cholesterin bereits im Verdauungstrakt in Verbindungen, die nicht mehr verdaut werden können und dadurch mit dem Stuhl einfach ausgeschieden werden.

Andererseits entziehen sie unserem Körper primäre Gallensäuren. Diese Säuren sind für unsere Verdauung unentbehrlich und müssen von der Leber aus Cholesterin extra hergestellt werden. Wenn die Saponine nun aber unserem Organismus die Gallensäuren entziehen, wird die Leber gezwungen, auf die reichhaltigen Cholesterinreserven in unserem Körper zurückzugreifen.

Die Folge: Der Cholesterinspiegel im Blut sackt deutlich ab. Ein Effekt, der beim Pu-erh-Tee auch in klinischen Untersuchungen nachgewiesen werden konnte.

Mangan fördert die Kalziumeinlagerung in den Knochen. Es hilft daher bei der Therapie und Vorbeugung von Osteoporose, von der besonders Frauen nach den Wechseljahren betroffen sind.

Weitere Wirkstoffe in Pu-erh

Fluor

▶ Ähnlich wie grüner und schwarzer Tee enthält auch Pu-erh-Tee große Mengen an Fluor.

▶ Das Mineral wirkt vorbeugend gegen Karies und ist imstande, den Zahnschmelz zu stabilisieren und selbst bei bereits bestehenden schmerzhaften Karieslöchern den dort ablaufenden Mineralabbau an der Zahnsubstanz aufzuhalten.

▶ In höherer Konzentration stoppt es das Wachstum derjenigen Bakterien, die durch ihre Säuren das Entstehen der Zahnerkrankung auslösen bzw. begünstigen.

Mangan

▶ Die Blätter der Teebäume aus Yunnan enthalten überdurchschnittlich viel Mangan.

▶ Das Spurenelement stellt einen Bestandteil zahlreicher Enzyme dar und ist an unterschiedlichen Körpervorgängen, wie etwa dem Aufbau des Bindegewebes oder dem Fett- und Eiweißstoffwechsel, maßgeblich beteiligt.

▶ Der reduzierende Einfluss von Pu-erh-Tee auf die Fettdepots und den Cholesterinspiegel ist nicht zuletzt auf seinen hohen Manganwert zurückzuführen.

Pu-erh – ein Heilmittel mit Tradition

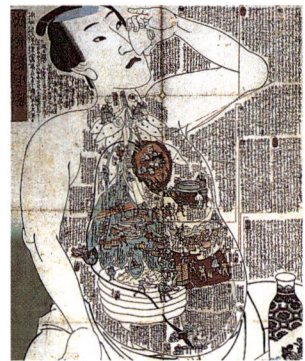

In China ist Pu-erh ein beliebtes Hausmittel.

Bewährt in der Volksmedizin

Pu-erh hat in der südchinesischen Volksmedizin einen guten Ruf. So steht im »Compendium of Materia Medica Supplement«, geschrieben von dem südchinesischen Arzt Zhao Xuemin, dass Pu-erh auf folgende Weise helfen kann:

▶ Er unterstützt die Ausnüchterung nach Zechgelagen.
▶ Er lindert Husten.
▶ Er löscht den Durst.
▶ Er unterstützt die Verdauung und den Magen.

Ein anderer chinesischer Autor berichtet, dass Pu-erh auch bei Blähungen und Erkältungen hilft, wobei er empfiehlt, den Pu-erh mit Ingwertee zu mischen. Das Rezept wird später bei den Zubereitungen von Pu-erh vorgestellt (siehe Seite 58f.).

Außerdem gilt Pu-erh in Südchina als Hausmittel bei rissigen Lippen, trockener Kehle, Hitzewallungen sowie Schmerzen im Mund- und Rachenraum, wobei empfohlen wird, einige Krümel der unaufgebrühten Teeblätter über Nacht im Mund zu behalten.

Als Abmagerungstee findet er hingegen nur selten Gebrauch, was allerdings in Anbetracht der kargen Ernährungssituation in Südchina nicht verwundern darf.

Das »Compendium of Materia Medica Supplement« ist eine der großen Hinterlassenschaften der traditionellen chinesischen Medizin. Es wurde zu Zeiten der Qing-Dynastie (1644–1912) verfasst.

Von nachgewiesener Wirksamkeit

Viele der volksmedizinischen Anwendungen machen auch aus wissenschaftlicher Sicht durchaus Sinn, vor allem der Einsatz von Pu-erh als Verdauungshilfe, Hustenmittel (Pu-erh tötet Bakterien des Keuchhustens ab) und Ausnüchterungsbeschleuniger (Pu-erh fördert den Alkoholabbau in der Leber). Für die Therapie von rissigen Lippen ist jedoch beispielsweise Ringelblumensalbe besser geeignet, bei Erkältungen hilft man sich besser mit Sonnenhut(Echinacea)-Zubereitungen, und bei Hitzewallungen sowie bei Mund- und Rachenproblemen sind sicherlich Salbeianwendungen die erste Wahl. Ganz abgesehen davon, dass es nicht unproblematisch ist, trockene Teeblätter über Nacht im Mund zu behalten.

Kaum Nebenwirkungen bekannt

Pu-erh ist ein Alltagsgetränk, dementsprechend gering sind seine Risiken. Sein Koffeingehalt ist deutlich geringer als bei Kaffee, Grün- und Schwarztee, er kann daher auch während Schwangerschaft und Stillzeit getrunken werden. Seine zweiten und dritten Aufgüsse sind so koffeinarm, dass man sie auch am Abend vor der Nachtruhe genießen kann.

Von schwarzem Tee ist bekannt, dass er aufgrund seiner Tannine die Eisenaufnahme aus pflanzlichen Nahrungsmitteln behindert. Ähnliche Effekte wurden bislang vom Pu-erh nicht berichtet, sind aber aufgrund dessen, was man bisher von seiner Herstellung und Zusammensetzung weiß, durchaus möglich.

Pu-erh-trinkende Veganer, die weder Fleisch noch andere tierische Produkte wie Milch oder Käse verzehren, sollten daher regelmäßig ihren Bluteisenwert kontrollieren lassen. Bei Pu-erh-trinkenden Fleischessern und Laktovegetariern besteht das – ohnehin nur theoretische – Risiko einer mangelhaften Eisenverwertung nicht.

In der Volksmedizin werden die Therapiemöglichkeiten einer Heilpflanze gern überschätzt. Dies gilt auch für den Pu-erh. Gegen rissige Lippen, Halsentzündungen und Hitzewallungen gibt es erheblich bessere Mittel als ihn.

Junger Tee genauso gut wie lang gereifter

Fertiger Pu-erh-Tee ist das Resultat eines langen Reifevorgangs. Kulinarisch gilt für ihn wie für Wein: je älter, umso besser; je länger die Reife, desto hochwertiger der Geschmack. Der Grund: Die typischen Geschmacksstoffe von Pu-erh nehmen im Lauf der Lagerung immer mehr zu – ein Phänomen, das inzwischen auch wissenschaftlich untermauert werden konnte. Traditionelle chinesische Mediziner behaupten außerdem, dass auch die heilenden und vor allem die gewichtsreduzierenden Wirkungen am besten durch alten Pu-erh geleistet werden. Einige bestehen sogar darauf, dass ausschließlich der sündhaft teure »Kaisertee« zu therapeutischen Zwecken tauge. Dies würde natürlich dafür sorgen, dass unsere Diätbemühungen mit Pu-erh ganz schön aufs Portemonnaie gingen.

Doch hier kann man getrost Entwarnung geben! Denn japanische Wissenschaftler konnten nachweisen, dass zwischen altem (Reifedauer zwischen 10 und 20 Jahren) und jungem (Reifezeit etwa zwei Jahre) Tee kein Unterschied besteht, was ihre Wirksamkeit als Fatburner und Cholesterinsenker angeht. Der handelsübliche und erschwingliche Pu-erh aus Reformhaus, Teegeschäft und Drogerie reicht also aus, um das Abspecken zu fördern.

Die chemischen Hintergründe für die zahlreichen medizinischen Wirkungen von Pu-erh sind noch nicht endgültig geklärt. Eine zentrale Rolle spielen aber wahrscheinlich seine Polyphenole und Saponine.

Hilfe gegen überflüssige Fette

Am pharmazeutischen Institut der Universität Hongkong wurde der Pu-erh eingehend darauf untersucht, wie er auf den Cholesterinspiegel wirkt. Das Ergebnis: Pu-erh drückt die Cholesterinwerte deutlich nach unten, auch dann, wenn die Nahrung überdurchschnittlich kalorien- und fettreich ist. Darüber hinaus steigt im Gesamtcholesterin der Anteil an HDL(High density lipoproteins)-Molekülen. Diese Teilchen werden gern als gutes Cholesterin bezeichnet, weil sie – im Unterschied zum LDL (Low density lipoproteins) – die berüchtigten Cholesterinablagerungen an den Blutgefäßwänden verhindern. Mit anderen Worten: Pu-erh senkt nicht nur den Cholesterinwert im Blut, er stärkt auch jenen Faktor, der unsere Blutgefäße aktiv vor gefährlichen Ablagerungen und Arteriosklerose schützt.

Bisher nur an Tieren getestet

Die Hongkonger Studien fanden im Labor an Versuchsratten statt, die man mit fett- und cholesterinreicher Kost gemästet hatte. Derartige Experimente geben wohl einen Hinweis darauf, wie Pu-erh »im richtigen Leben« des Menschen wirkt, sie leisten aber keinen wissenschaftlichen Beweis, weil sich die Körper von Mensch und Säugetier – bei aller Ähnlichkeit – natürlich voneinander unterscheiden. Schulmediziner sind deshalb erst dann zufrieden, wenn der betreffende Tee auch am Homo sapiens ausgetestet wurde. Doch auch da hat der Pu-erh mittlerweile einiges zu bieten.

Cholesterinpegel sank

Forscher der Abteilung für Herz-Kreislauf-Erkrankungen an der Universität Kunming erzielten mit drei Tassen Pu-erh-Tee pro Tag bei ihren Patienten eine Senkung des Cholesterinspiegels um 17 und eine Senkung des Triglyzeridspiegels um 22 Prozent – Werte, die sich durchaus mit solchen von Medikamenten aus der Schulmedizin messen lassen können. Darüber hinaus wurden bei vielen Patienten deutliche Gewichtsverluste beobachtet. Zu ähnlichen Ergebnissen kamen auch zwei Untersuchungen, die in Frankreich durchgeführt wurden.

Übergewicht sowie hohe Cholesterin- und Triglyzeridwerte im Blut sind Hauptrisikofaktoren für Arteriosklerose und deren Folgeerkrankungen wie Herzinfarkt, Schlaganfall und Durchblutungsstörungen. Pu-erh-Tee als Fettkiller hat daher eine wichtige vorbeugende Rolle.

Mit Pu-erh gegen Übergewicht

Die Labor- und Klinikuntersuchungen zeigen deutlich, dass Pu-erh in unseren Fetthaushalt eingreift. Japanische Forscher vermuten hinter diesem Effekt vor allem die Saponin- und Koffeinanteile, aber auch die an der Fermentation beteiligten Schimmelpilze. Von den Saponinen ist bekannt, dass sie die Fettaufnahme im Darm blockieren können, von Koffein ist bekannt, dass es den Stoffwechsel mobilisiert. Und dass Pilze mobilisierend in den Stoffwechsel eingreifen können, gehört – spätestens seit die medizinischen Vorzüge von Kombucha und Kefir entdeckt wurden – zum biochemischen Wissensstandard. Pu-erh-Tee hat vor allem dann gute Diätchancen, wenn die Gewichtskurve in Bewegung ist, wenn sich also ein bestimmtes Übergewicht nicht bereits lange Jahre als Orientierungswert in unserem Körper und Nervensystem etabliert hat, sondern wenn es noch relativ »jung« ist. Wer also gerade bemerkt hat, wie sich sein Gewicht nach oben bewegt, sollte unbedingt einen Versuch mit Pu-erh-Tee machen.

Weitere Anwendungsgebiete

Mit Pu-erh gegen erhöhte Harnsäurewerte

Pu-erh fördert den Alkoholabbau und hilft auch gegen den berüchtigten Kater. Voraussetzung ist allerdings, dass er einige Minuten nach dem Alkoholkonsum zum Einsatz kommt. Wer ihn erst »am Morgen danach« trinkt, darf keine katerhemmenden Wirkungen mehr erwarten.

Ebenfalls in einer französischen Studie konnten neben dem Cholesterinwert auch die Triglyzerid- und Harnsäurewerte im Blut gesenkt werden, wenn man den Patienten drei Tassen Pu-erh-Tee täglich verabreichte. Erhöhte Harnsäurewerte gelten als Risikofaktoren für Gicht und Harnsteine. Pu-erh kann also auch bei diesen Erkrankungen hilfreich sein und vorbeugend wirken.

Mit Pu-erh den Körper entgiften

Pu-erh regt die Ausschüttung von Entgiftungsenzymen aus der Leber an. Er fördert auch den Abbau von Alkohol. In China nutzt man diesen Effekt schon seit vielen Jahren. Besonders wirksam soll der Alkoholabbau durch Pu-erh sein, wenn man den Tee direkt im Anschluss an überreichen Alkoholkonsum trinkt. Er hilft aber auch, am nächsten Morgen wieder schneller auf die Beine zu kommen.

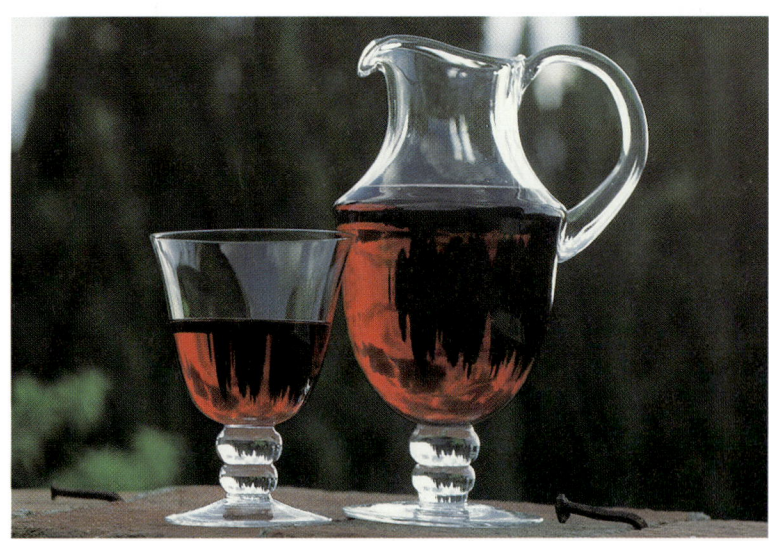

In Maßen genossen, ist Wein gesund. Wer aber beim Alkoholkonsum mal über die Stränge schlägt, kann mit Pu-erh-Tee die Folgen abmildern.

Mit Pu-erh den Darm sanieren

Am chinesischen Kunming Medical Institute, einer der Hochburgen der Pu-erh-Forschung, gelang es, die Erreger der Ruhrerkrankung und anderer Darminfektionen mit Hilfe von Pu-erh abzutöten. Der Tee besitzt darüber hinaus »gerbende« Wirkungen auf die Darmschleimhaut, d.h., er macht sie widerstandsfähiger gegenüber Parasitenbefall. Pu-erh kann daher zu den wirksamen Heilpflanzen bei Darminfektionen gezählt werden.

In China ist es außerdem üblich, den Tee im Anschluss an größere Mahlzeiten zu trinken, um die Verdauung zu fördern sowie Körper und Seele daran zu hindern, in die typische »After-Meal-Laziness« (die Trägheit nach einer üppigen Mahlzeit) zu verfallen. Patienten mit funktionsschwachem Darm berichten immer wieder davon, wie sich durch drei Tassen Pu-erh pro Tag ihr Stuhlgang verbessert hätte, und das nicht nur in Bezug auf die Häufigkeit, sondern auch in Bezug auf seine Konsistenz. Bei der weiten Verbreitung von Darm- und Verdauungsproblemen stellt Pu-erh eine wertvolle Hilfe gegen diese typischen Zivilisationsbeschwerden dar.

Pu-erh als Antibiotikum

Wie oben bereits erwähnt, ist Pu-erh in der Lage, zahlreiche Mikroorganismen im Darm abzutöten. Eine japanische Studie offenbarte außerdem eine starke antibiotische Kraft bei Bordetella pertussis, dem Erreger des Keuchhustens.

Darüber hinaus hemmt Pu-erh das Wachstum von Kariesbakterien an den Zähnen. Er wird allerdings in dieser Wirkung von schwarzem und grünem Tee übertroffen.

Aufgrund seiner Saponine werden dem Pu-erh-Tee auch fungizide (pilztötende) Wirkungen zugeschrieben. Bei der Behandlung von Hautpilzen wie etwa dem berüchtigten Fußpilz ist er allerdings den beiden pflanzlichen Fungizidstars Salbei- und Teebaumöl weit unterlegen. Bei Pilzen im Darmbereich kann es jedoch sinnvoll sein, den roten Tee zumindest als Ergänzung in die Therapie einzubauen.

Gerbstoffe wirken ausgesprochen wohltuend auf die Darmschleimhaut und machen sie auf Dauer widerstandsfähiger gegen Reizungen und Entzündungen. Diese Substanzen sind aber auch mitverantwortlich für den herben, leicht »zusammenziehenden« Geschmack von Pu-erh.

Mit Pu-erh gegen Melancholie

In China wird Pu-erh auch bei leichteren Depressionen (depressiven Verstimmungen) verordnet. Klinische Untersuchungen dazu existieren nicht. Allerdings befinden sich im Pu-erh große Mengen an Querzetin, das als einer der Hauptwirkstoffe des depressionshemmenden Johanniskrauts gilt. Wenn von leicht stimmungsaufhellenden und schlaffördernden Wirkungen bei Pu-erh-Genuss gesprochen wird, so besitzt man für diese These also auch einen konkreten chemischen Hintergrund. Bei krankhaften Depressionen ist der rote Chinatee allerdings sicherlich wirkungslos.

Pu-erh ist sicherlich kein so effektives Antidepressivum wie das dafür bekannte Johanniskraut. In China schwört man jedoch auf seine sanft stimmungsaufhellende Wirkung.

Heilen nach chinesischer Tradition

Vom Genussmittel zum Medikament

Ähnlich wie der grüne Tee besitzt auch Pu-erh eine lange Tradition. Seit etwa 1700 Jahren wird er im chinesischen Yunnan angebaut, aber seine Geschichte reicht wahrscheinlich noch erheblich weiter zurück. Als Heiltee etablierte er sich erst zu Zeiten der Tang-Dynastie, also im Mittelalter, kurz vor dem 1. Jahrtausend unserer Zeitrechnung. Für unsere Begriffe scheint das sehr lange her zu sein, aus der Perspektive der viel älteren chinesischen Zivilisation ist Pu-erh damit aber ein relativ junges Arzneimittel.

Er unterscheidet sich also in dieser Beziehung vom grünen Tee, denn der wurde erst als Medikament verwendet, später als Genussmittel getrunken und erst in jüngster Zeit als Heiltee wieder entdeckt. Demgegenüber begann Pu-erh seine Karriere als Alltagsgetränk, um später in der traditionellen chinesischen Medizin (TCM) Einzug zu halten, wo er auch heute noch seinen Platz hat – mit stetig wachsender Bedeutung. Ein Umstand, der auch den chinesischen Politikern nicht verborgen blieb: Sie verliehen Pu-erh das Attribut »China Native Products Thesaurus« – er gehört also somit zu den Schätzen, auf deren urtümlich chinesische Herkunft man besonders stolz ist.

Pu-erh-Tee wird in China bereits seit Jahrtausenden getrunken. Als Heiltee wurde er jedoch erst im Mittelalter entdeckt.

Im Westen noch immer umstritten

»Unwissenschaftlicher Humbug« – so lautet immer noch der Tenor von zahlreichen Vertretern der Schulmedizin, wenn von traditioneller chinesischer Medizin die Rede ist. Und in der Tat: Traditionelle chinesische Medizin entwickelte sich auch unter dem Einfluss von Hexen und Schamanen.

Doch mag bei diesen Menschen auch oft das Okkulte eine große Rolle gespielt haben, sie waren allesamt gute Naturbeobachter und Menschenkenner – und mit diesen Fähigkeiten lassen sich oftmals bessere Heilerfolge erzielen als per Antibiotika und Beta-Blockern. Darüber hinaus blieb die TCM nicht im Schamanenstadium stehen. Seriöse chinesische Mediziner sorgten dafür, dass sie einen wissenschaftlichen Background erhielt und nun auch in Europa immer mehr Beachtung unter Ärzten findet.

Die Grundvorstellungen der TCM

Zwei grundsätzliche Vorstellungen sind es, die das Denken der TCM beherrschen. Die eine kreist um das weibliche Yin und das männliche Yang, den zwei Urkräften, die in jedem einzelnen Teil des Kosmos wirken, also auch in uns Menschen.

▶ Yin steht für das empfangende Prinzip von Materie und Beharrlichkeit, das die Dinge am liebsten im passiven So-und-nicht-weiter-Zustand einfrieren will.

▶ Yang steht hingegen für das schöpferische Prinzip von Form und Dynamik, das die Dinge am liebsten fortwährend gestalten und im Fluss halten will. Sind beide Kräfte im Menschen im Gleichgewicht, so ist er gesund. Geraten sie jedoch aus der Balance, dann wird er krank – und der Medizin obliegt es dann gemäß traditioneller chinesischer Vorstellung, diese verloren gegangene Balance wiederherzustellen. Die zweite Vorstellung besagt, dass bei den Krankheiten prinzipiell zwischen zwei Typen unterschieden werden müsse, und zwar zwischen äußeren Erkrankungen, die durch den Einfluss der Umgebung ausgelöst werden, und inneren, die durch Emotionen entstehen.

In der traditionellen chinesischen Medizin spielen Bakterien, Viren und Pilze als Krankheitsauslöser kaum eine Rolle. Im Mittelpunkt stehen der Mensch und die in ihm wirksamen Urkräfte Yin und Yang, die in den jeweiligen Funktionskreisen unseres Körpers genau ausbalanciert sein müssen, damit wir gesund bleiben.

Fett und Alkohol stören die Balance

Kommen wir nun zur ersten Klasse der Erkrankungen, nämlich jenen, die durch den Einfluss der Umgebung ausgelöst werden. Eine wichtige Rolle spielen hier die Gifte, wobei dieser Begriff in der TCM weiter gefasst wird als in Europa. Die TCM versteht unter Giften alles, was unseren Körper in irgendeiner Form verunreinigt und schwach macht – also nicht nur beispielsweise Schwermetalle, Pestizide oder Smog, sondern auch normale Stoffe aus der Nahrung, die uns schaden, wenn man sie im Übermaß verzehrt.

Hier müssen dann in erster Linie Alkohol und tierische Fette genannt werden. Nach dem Prinzip des harmonischen Gleichgewichts von Yin und Yang als Voraussetzung für Gesundheit kann aber prinzipiell alles im Übermaß Verzehrte zum Gift werden.

Und dass der übermäßige Konsum von tierischen Fetten und Alkohol das Wechselspiel von Yin und Yang gründlich aus der Balance bringt, kann jeder sehen, wenn er nur will. Menschen, die langfristig zu viel Fett essen, werden einerseits dick und träge (hier überwiegt dann Yin), andererseits schwitzen sie schneller, und auch ihr Blutdruck geht in die Höhe (hier überwiegt dann Yang). Ähnliches gilt auch für den übermäßigen Alkoholgenuss.

Yin und Yang, die beiden Pole des gesamten Daseins, können von uns Europäern nur schwer in Worte gefasst werden. Die TCM betont auch immer wieder das eigentlich »Unbegreifliche« dieser beiden Kräfte. Am nächsten kommen ihnen unsere alten philosophischen Begriffe »Substanz« (Yin) und »Form« (Yang).

Pu-erh gleicht aus durch Entgiftung

Und genau hier liegt der Ansatz von Pu-erh. Er befreit uns bei regelmäßiger Anwendung von den beiden Giften Alkohol und Fett mit der Folge, dass Yin und Yang wieder ins rechte Verhältnis gerückt werden: Das Körpergewicht normalisiert sich, und auch die Schweiß- und Bluthochdruckneigung gehen zurück.

Wichtig ist allerdings, dass die gegensätzlichen Kräfte Yin und Yang genau an den richtigen Stellen gestärkt werden. Es wäre beispielsweise fatal, die Yang-Energien im Blutkreislauf noch weiter zu betonen, wo dort schon Bluthochdruck herrscht. Doch Pu-erh-Tee scheint hier stets den richtigen Hebel zu finden, er stärkt die beiden Urprinzipien in unserem Körper genau dort, wo es nötig ist.

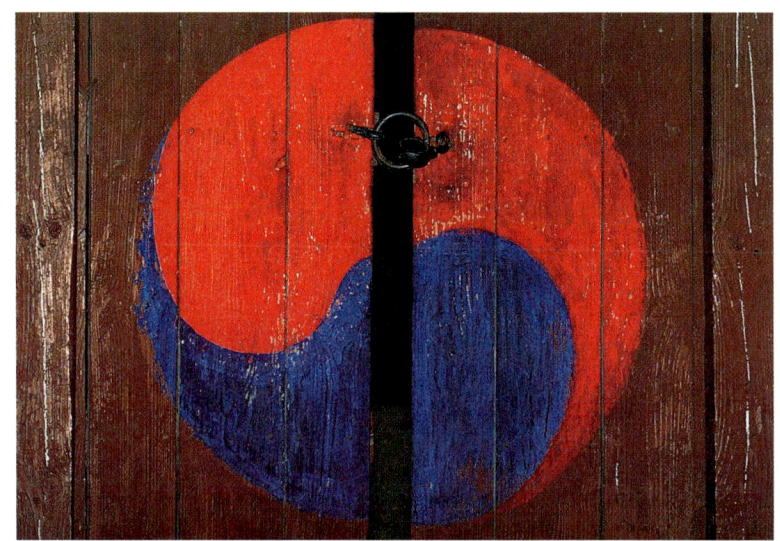

Yin und Yang, die beiden Ur-prinzipien in der chinesischen Philosophie, werden in der symbolischen Darstellung des »großen Uranfangs« – der Schöpfung – zusammengefasst.

Positive Erfahrung wurde bestätigt

Traditionelle chinesische Kräutergelehrte werden nicht müde zu betonen, dass Pu-erh imstande ist, uns umfassend zu entgiften und dadurch Yin und Yang an den richtigen Stellen zu stärken, und dass er genau aus diesem Grund gegen Übergewicht sowie Bluthochdruck und andere Herz-Kreislauf-Erkrankungen hilft. Einem europäischen Mediziner mag diese Theorie fremdartig erscheinen. Frappierend ist jedoch, dass die Beobachtungen wissenschaftlich ausgebildeter Ärzte die überragende Rolle von Pu-erh bei der Entgiftung und Entfettung des Körpers durchaus bestätigen können.

Pu-erh und die Welt der Gefühle

Im Bereich der inneren Krankheiten gilt: Jedes übermäßige Gefühl kann Krankheiten auslösen. Der Zorn genauso wie die Traurigkeit und das Grübeln genauso wie die Angst – und selbst Freude kann, sofern sie im Übermaß auftritt, schädlich sein. Die Zuständigkeit von Pu-erh liegt besonders im ersten Gebiet, nämlich dem heiß- und kalt-

»Pu-erh-Tee ist wie kein anderer ein wirksamer Feind unnützen und schädlichen Körperfetts. Er unterstützt das Yin und das Yang und schafft so, wenn der Mensch ihn regelmäßig trinkt, ein langes, gesundes Leben.« Das schrieb vor etwa 200 Jahren Zhao Xuemin, ein Hauptvertreter der TCM. Er soll – täglich Pu-erh trinkend – 102 Jahre alt geworden sein.

33

blütigen Bereich von Zorn, Wut, Ärger und Frustration. Laut chinesischer Medizin beeinflussen sie vor allem die Leber, wobei die chinesischen Ärzte unter »Leber« nicht im engeren Sinn das eigentliche Organ verstehen, sondern insgesamt alle Steuerungssysteme, die unser Blut speichern und für einen harmonischen Energie- (chinesisch: Qi) und Blutfluss sorgen.

Für die traditionelle chinesische Medizin steht schon lange fest, dass viele Krankheiten durch Gefühle ausgelöst werden. Die abendländische Medizin ist erst in den letzten Jahren dazu bereit, diesen Ansatz zu akzeptieren, und entwickelte das Fachgebiet Psychosomatik.

Wenn das Prinzip Yang überwiegt

Frust und Aggressionen wirken sich also auf den Energie- und Blutfluss in unserem Körper aus. Und wer die Menschen schon einmal näher beobachtet hat, kann diesen Denkansatz nur bestätigen. So gibt es Menschen, die auf Frustrationen mit »roter Wut« reagieren: Der Kopf läuft rot an, sie schwitzen, toben und setzen ihren ganzen Körper unter Spannung, ihr Herz jagt, und die Atmung japst unruhig auf und ab. Laut chinesischer Medizin dominiert in ihnen das erhitzende Prinzip des Yang.

Dies bedeutet: Ihr Energiefluss ist im roten Bereich. Das Blut ist in Wallung, weil die Leber eifrig damit beschäftigt ist, Blut in den Körper zu pumpen. Als Folge davon kann es zu Krankheiten wie Bluthochdruck, Herzjagen, Herzrhythmusstörungen, Herzinfarkt und Schlaganfall kommen.

Wenn das Prinzip Yin überwiegt

Ganz anders bei Menschen, die mit »weißer Wut« reagieren. Ihr Gesicht ist aschfahl, die Lippen sind verkniffen; sie toben nicht, sondern tragen ihren Frust nach innen. Laut chinesischer Medizin dominiert in ihnen das erkaltende Prinzip des Yin: Ihr Energiefluss ist im wahrsten Sinn des Wortes festgefroren, weil ihre Leber den Blut- und Energiefluss blockiert hält. Die Energien des Qi stauen sich im Leberbereich, als Folge davon kann es zu Krankheiten wie Magengeschwür, Sodbrennen, Leberentzündungen und Gallenblasenerkrankungen kommen. Im psychischen Bereich können melancholische Zustände bis hin zur Depression die Folge sein.

Pu-erh-Tee harmonisiert

Der Pu-erh-Tee kann laut altchinesischer Vorstellung den Leberfunktionskreis stabilisieren. Er kann bei Bedarf das erhitzende Yang ebenso stärken wie das erkaltende Yin. Bei roter Wut wirkt er besänftigend, er sorgt also gewissermaßen für die notwendige Abkühlung des brodelnden Energiekessels. Bei kalter Wut wirkt er befreiend, er sorgt dafür, dass sich die im Energiekessel aufgestauten Kräfte kontrolliert entladen können.

Er harmonisiert also Yang und Yin im Bereich des Leberfunktionskreises, er hält sie im Gleichgewicht, und dadurch hilft er auch bei den meisten der oben genannten Krankheiten.

Wirkung wissenschaftlich erwiesen

Die so spekulativ anmutenden Theorien von Yin und Yang, von gehemmten und überhitzten Energieflüssen im Leberbereich, lassen sich auch konkret physiologisch aufspüren. So zeigen klinische Beobachtungen, dass Pu-erh tatsächlich auf die Leber wirkt – und das nicht nur auf den Leberfunktionskreis, wie ihn die traditionelle chinesische Medizin sieht, sondern auch auf das Organ und seine Funktionen in dem Sinn, wie wir es bei uns im Abendland verstehen.

Schon der Geschmack von Pu-erh weist auf seinen intensiven Bezug zu Yin und Yang hin. Seine erdige Note verweist auf die stabil-beharrenden Kräfte des Yin, seine rauchige Note auf die flüchtig-verändernden Kräfte des Yang.

Schützt die Leber vor Überlastung

Demnach regt Pu-erh das so wichtige Entgiftungs- und Entfettungsorgan zu regelrechten Höchstleistungen an und gibt ihm Reserven, um für harte, »giftige« Zeiten (wie etwa nach einem Zechgelage) fit zu sein. Klar, dass sich dadurch das Risiko von Überlastungsschäden an der Leber senkt.

Darüber hinaus führt die Mobilisation der Leber aber auch dazu, dass der Cholesterinpegel im Blut absinkt. Die Folge: Es können sich keine oxidierten Fettablagerungen mehr an den Blutgefäßwänden festsetzen, und dies senkt natürlich das Risiko von Krankheiten wie Bluthochdruck, Herzinfarkt und Schlaganfall.

Vom richtigen Umgang mit Pu-erh

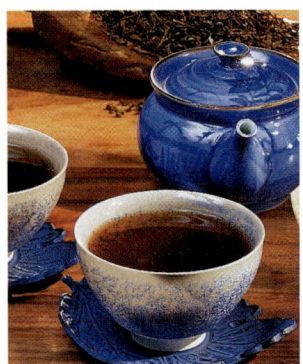

Qualitätsware garantiert maximalen Genuss.

Der optimale Einkauf

Mittlerweile stellt der Einkauf von Pu-erh den Kunden vor keine größeren Probleme mehr. Man erhält den Tee überall in Apotheken, Drogerien, Reformhäusern und Teefachgeschäften und natürlich auch in Chinafeinkostläden. Und wer an das Internet angeschlossen ist, kann sich mittlerweile auch auf diesem Weg bei Versandhändlern mit Pu-erh versorgen. Der Vorteil hierbei liegt auf der Hand: Der Kunde braucht nicht mehr aus dem Haus, sondern kann vom Schreibtisch aus Preisvergleiche anstellen. Allerdings erhält er auf diese Weise natürlich auch keinerlei Einblicke in die Arbeits- und Lagerqualitäten des betreffenden Teeanbieters.

Pu-erh-Tee ist im Trend, und deshalb wird er demnächst – ähnlich wie Grün- und Schwarztee – auch als Aufgussbeutel und Extrakt in großen Mengen auf den Markt kommen. Der Aufguss mit losen Blättern ist aber für medizinische Zwecke empfehlenswerter.

Spezialgeschäfte sind kein Qualitätsgarant

Bleibt die Frage, was es zu beachten gilt, um möglichst gute Warenqualität zu bekommen. Vertreter der traditionellen chinesischen Medizin verweisen gern auf die besonders hohe Qualität des Pu-erh-Tees, der in den chinesischen Feinkostgeschäften angeboten wird. Nennenswerte Belege für diese These gibt es jedoch nicht. Im Gegenteil: Aus der Tatsache, dass ein 100-Gramm-Beutel mit Tee einen unverständlichen chinesischen Schriftzug trägt, darf man noch lange nicht schließen, dass darin auch wirklich authentische und hochwertige Ware enthalten ist.

Von Krankenhäusern, die mit traditioneller chinesischer Medizin arbeiten, ist bisweilen zu hören, dass sie ihre chinesischen Kräuterlieferanten mitunter deutlich unter Druck setzen mussten, um von ihnen medizinisch und botanisch einwandfreie Ware zu erhalten.

Apotheken bieten teure Sicherheit

Bleiben als Alternativen die Apotheken, Reformhäuser und Drogerien. Leider brillieren viele Apotheken beim Pu-erh immer noch mit überzogenen Preisen, wobei sie natürlich darauf hinweisen, dass ihre Ware wirklich pharmazeutische Qualitätsansprüche gewährleiste. Der Haken dabei: Die Wissenschaftler wissen noch gar nicht genau, was im Pu-erh-Tee wirklich exakt enthalten ist. Präzise chemische Analysen sind bislang Mangelware, es gibt daher auch noch keine pharmazeutischen Richtlinien, deren Einhaltung man teuer bezahlen müsste. Da sind Reformhäuser und Drogerien schon preiswerter, ohne dass deren Ware unbedingt schlechter wäre als die der Apotheken. In Reformhäusern kann man außerdem noch davon ausgehen, dass sie allein von ihrem Selbstverständnis her nur Tees aus kontrolliert ökologischem Anbau vertreiben.

Das Pestizidproblem

Im Februar 1999 erschütterte die »Stiftung Warentest« die Teewelt mit ihrer Feststellung, dass über die Hälfte der in Deutschland verkauften Grüntees mit Pestiziden belastet seien. Ähnliche Probleme können auch für den Pu-erh-Tee befürchtet werden, der ja zu den Abkömmlingen des grünen Tees zählt. Diese Vermutung deckt sich mit den Aussagen verschiedener Anbieter, wonach es bislang problematisch ist, den Pu-erh-Tee in ökologisch einwandfreier Qualität zu bekommen. Einige der Händler haben daher bislang darauf verzichtet, den Tee in ihr Sortiment aufzunehmen.

Auch wenn einige Teebauern leider immer noch Pestizide auf ihre Plantagen sprühen – neuere Untersuchungen zeigen, dass sie wenigstens kein DDT mehr dazu verwenden. Allerdings sind auch die Mittel der neuen Generation gesundheitlich bedenklich.

Pu-erh ist vermutlich wenig belastet

Panik ist jedoch nicht angebracht, im Gegenteil – in vielerlei Hinsicht kann für Pu-erh Entwarnung gegeben werden:
▶ Bei den Untersuchungen der »Stiftung Warentest« stellten sich vor allem die japanischen Tees als belastet heraus. Der Pu-erh wird aber in China angebaut, wo weniger Pestizide verwendet werden.

▶ Pestizide sind zum überwiegenden Teil nur schwer wasserlöslich. Beim klassischen Teeaufguss, wo der Blätterrückstand nach dem Aufbrühen abgeseiht wird, gehen meist nur fünf bis zehn Prozent des Pestizidanteils ins Wasser über, der Rest verbleibt im Blätterrückstand. Der Teetrinker bekommt also nur einen Bruchteil von den Belastungen mit, die im Tee(beutel) stecken.

▶ Der Pu-erh-Tee wird sehr lange gelagert, bis er fertig ist und in den Handel kommt. Für ihn gelten sogar ähnliche Regeln wie für den Wein – er ist umso besser, je länger er reifen konnte. Und dieser Reifungsprozess führt nicht nur zu einer kulinarischen Aufbesserung, sondern auch dazu, dass bereits ein Teil der – möglicherweise versprühten – Pestizide zersetzt wird.

▶ Bei Pu-erh-Tee handelt es sich um postfermentierten Tee, dessen Reifung entscheidend durch Mikroorganismen – vor allem Schimmelpilze – gesteuert wird. Würde man diesen Mikroben nun stark pestizidbehandelte Blätter vorlegen, würden sie wahrscheinlich gar nicht oder nur schwer überleben können. Mit anderen Worten: Ein Teehersteller, der erst seinen Tee mit Pestiziden behandelt, um ihn später dann mit fermentierenden Bakterien und Pilzen impfen zu wollen, würde sich ein Eigentor schießen und auch die geschmackliche Qualität seines Tees stark beeinträchtigen.

Auch in China findet der Verzicht auf Schädlingsbekämpfungsmittel noch nicht umfassendes Verständnis, und die wenigen Anbieter von ökologisch kontrolliert angebautem Tee sind stark angewiesen auf den Export in den Westen. Bevorzugen Sie daher Produkte aus ökologisch kontrolliertem Anbau!

Pu-erh aus ökologischem Anbau

Die Untersuchungen der »Stiftung Warentest« ergaben, dass Teepackungen mit dem Aufdruck »Aus ökologisch-kontrolliertem Anbau« tatsächlich Ware enthalten, die weitgehend rückstandsfrei ist. Wer sich also die Mühe macht, beim Kauf auf ökologisch angebauten Pu-erh-Tee zu achten, wird seinen Tee weitgehend giftfrei trinken können. Und er hat auch eine gewisse Sicherheit, dass beim Anbau seines Tees durch Schädlingsbekämpfung keine Menschen und Tiere vergiftet wurden. Die Tees aus kontrolliertem Anbau sind übrigens nicht mehr viel teurer als die anderen. Seien Sie beim Kauf Ihres Pu-erh-Tees nicht zu sparsam; Finger weg vor Produkten, die zu Dumpingpreisen angeboten werden!

Die Preise

Der übliche Preis für 100 Gramm Pu-erh-Tee liegt zwischen 10 und 20 DM. Mittlerweile bekommt man ihn allerdings auch schon für 6 DM angeboten. Derartige Dumpingpreise begründen sich aber keineswegs dadurch, dass der Tee in Folge der steigenden Nachfrage entsprechend mehr angebaut würde, sondern daran, dass nun auch minderwertige Produkte auf den Markt kommen.

Kennzeichen der billigen Tees ist, dass sie nur kurz gelagert wurden. Und da für Pu-erh wie für guten Wein gilt, dass er umso besser schmeckt und umso wirksamer ist, je länger er reifen konnte, sind billige Tees auch von geringerer Qualität. Auch wird für Billigprodukte oft pulverförmiger Tee verwendet (ein Abfallprodukt bei der Teeherstellung). Die Chinesen selbst trinken Pulver-Pu-erh wohl nicht, aber sie exportieren ihn gern nach Europa oder in die USA.

Vorsicht bei Pu-erh-Tee zu Dumpingpreisen von weniger als 8 DM für 100 Gramm! Diese Tees sind in der Regel von minderwertiger Qualität.

Minderwertig – gepresster Tee

Ähnliches gilt für Pu-erh-Tee in stark gepresster Form (»high-pressured Pu-erh«). Er wurde von den Teefarmern entwickelt, um auch schwer zugängliche Gebiete in China erreichen zu können – große gepresste Würfel sind leichter zu transportieren als lockere Blätterware in Tüten. Eine Zeit lang wurde er auch in Kriegszeiten verwendet (Ähnliches gab es auch bei uns, man denke nur an das Milchpulver). Presstee ist jedoch von geringerer Qualität, da er im Schnelldurchlauf erhitzt werden musste, um zusammenzukleben. Die Folge dieses Verfahrens ist ein starker Verlust an Vitaminen und ätherischen Ölen. Zur medizinischen Anwendung oder zur Gewichtsreduktion ist er jedenfalls nicht mehr zu gebrauchen.

Grobe Blätter sind am besten

Diese Einschränkung gilt aber nicht für die kleinen »Teebuttons« oder »Teepilze«, in denen der Tee in kleineren Portionen relativ locker zusammengepresst wurde. Guter Pu-erh-Tee ist grob geschnitten und reich an Mineralien; er versprüht ein malzig-erdiges Aroma. Derartige Tees sind in der Regel nicht unter 10 DM pro 100 Gramm zu haben. Einige Versandhändler bieten allerdings Sonderangebote für Großabnehmer, so dass man auch hochwertigen Tee unter die 10-DM-Grenze drücken kann, wenn man nur ausreichende Mengen (in der Regel mehr als ein Kilogramm) abnimmt. Von derartigen »Schnäppchen« erfährt man am besten über das Internet.

Gepressten Tee gibt es als Bälle (»balls«), Knöpfe (»buttons«), Pilze (»mushrooms«), Würfel (»cubes«), Kuchen (»cakes«) u. v. a. m. Diese Tees spielen in Deutschland jedoch nur eine geringe Rolle. Hier dominiert der lose Pu-erh-Tee.

Qualitätsstufen und Sorten

Bewertung nach zehn Noten

Größter Pu-erh-Hersteller ist die XiaGuan Tea Factory in Yunnan. In ihr – aber auch in den meisten anderen chinesischen Herstellerfirmen – wird die Qualität des Tees recht streng überwacht. Dennoch kann der Pu-erh nach Ernte und Verarbeitung sehr unterschiedlich ausfallen. Aus diesem Grund wurden zehn Qualitätsstufen eingeführt, die beste Stufe trägt die Nummer eins. Logisch, dass diese Stufe am teuersten ist. Die Investition lohnt sich jedoch. Denn je höher die Qualitätsstufe ist, desto mehr Aufgüsse kann man von dem betreffenden Pu-erh-Tee ansetzen. Tee der Klasse eins kann man bis zu viermal aufgießen. Seine medizinischen Wirkungen nehmen mit der Zahl der Aufgüsse nicht ab, sondern es hat sich herausgestellt, dass der Wirkstoffgehalt im zweiten und dritten Aufguss besonders hoch ist.

Die Verpackung gibt wenig Aufschluss

In Deutschland spielen die Qualitätsstufen allerdings kaum eine Rolle. Nur wenige Händler bieten ausdrücklich Pu-erh der Stufe eins oder anderer Stufen an. Auf den meisten Packungen steht in der Regel nur der Schriftzug »Pu-erh-Tee aus China«, ohne dass eine Qualitätszuordnung vorgenommen würde. Diese Produkte müssen nicht schlecht sein – falls sie jedoch zu Schleuderpreisen angeboten werden, ist Skepsis angebracht.

Kapseln anstatt Tee?

Pu-erh-Tee wird mittlerweile auch in Kapselform angeboten, oft in Kombination mit anderen Diäthilfen wie Apfelessig oder Vitamin C. Der Wert dieser Präparate muss jedoch angezweifelt werden:

▶ Einer der großen Vorteile von Pu-erh besteht darin, dass seine Wirkstoffe sehr gut wasserlöslich sind. Es ist also eigentlich überflüssig, ihn in Form von Kapseln zu schlucken.

▶ Der therapeutische Wert von Pu-erh liegt laut traditioneller chinesischer Medizin auch in seinem typischen Geschmack, doch genau der geht in Pu-erh-Kapseln restlos verloren.

▶ Es ist fraglich, ob die Wirkstoffe des Tees komplett in den Extrakt gelangen. Vor allem der wertvolle Schimmelüberzug auf den Blättern wird kaum bis in die Kapseln zu retten sein.

▶ Kombinationen nach dem Motto »Viel hilft viel!« machen in der Therapie nicht zwangsläufig Sinn. Gerade die Kombination eines Teeblattes mit den Säuren des Apfelessigs erscheint fragwürdig.

Die Sorten

Pu-erh-Tee gibt es eigentlich in recht vielen Sorten. In Deutschland merken wir bislang davon allerdings nur wenig. Wie schon bei den Qualitätsstufen erwähnt, steht hier auf vielen Packungen einfach nur »Chinesischer Pu-erh«, ohne dass eine präzisere Beschreibung gegeben würde. Es wäre sicherlich ratsam für die Händler, die Beschreibungen in Zukunft detailliert ausfallen zu lassen. Im Moment ist man diesbezüglich noch auf das Internet angewiesen. Es wird zwischen losem und gepresstem Tee unterschieden. Der gepresste Tee hat allerdings in Deutschland nur wenig Bedeutung, er wird deshalb in der folgenden Liste nur in geringerem Umfang erwähnt.

▶ Chunjian (Spring Tips)

Entstammt der ersten Erntesaison, die in Yunnan stattfindet (im April). Die Blätter sind noch recht zart und dementsprechend schwach im Aroma. Schmeckt eher lieblich, relativ reich an Koffein.

Der so genannte Tee der Kaiser wird von seltenen, uralten Exemplaren des Teebaums gewonnen und ist dementsprechend teuer. Über 100 DM für 100 Gramm sind hier durchaus üblich. Ob sich diese Investition lohnt, bleibt Ihrem Geschmacksempfinden und natürlich auch Ihrer Bereitschaft zu so einer Investition überlassen!

Die Sortenvielfalt von Pu-erh-Tee bietet ein breites geschmackliches Spektrum. Finden Sie Ihren ganz persönlichen Favoriten!

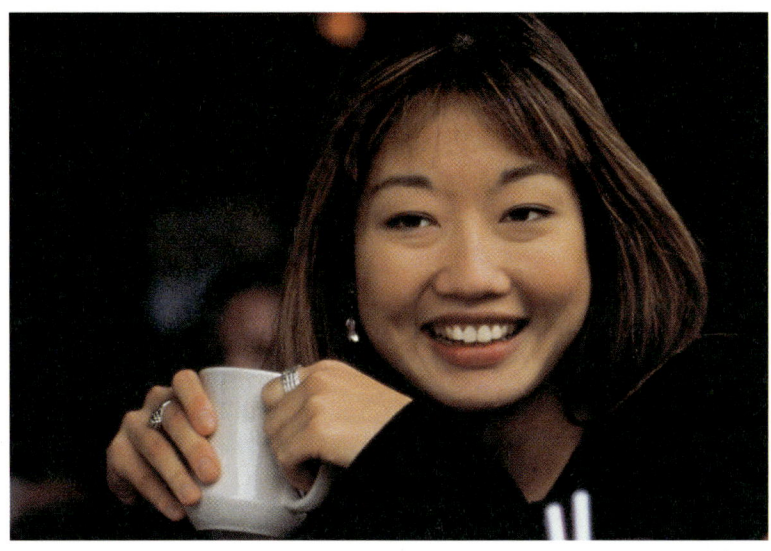

Der Tee der Kaiser wird nur in sehr geringen Mengen produziert und in noch geringeren Mengen exportiert. Er ist daher sehr teuer: 100 Gramm kosten bisweilen über 100 DM.

▶ **Ershui (Second Crop)**

Entstammt der zweiten Pu-erh-Ernte (von Juni bis Juli). Die Blätter sind dick und saftig, werden meist in gepresster Form angeboten. In dieser Form verlieren sie allerdings oft an medizinischer Wirkung.

▶ **Guhua (Grain Flower)**

Entstammt der Herbstpflückung. Schmeckt rauchig-erdig, wird gern zu Kuchen (»cakes«) gepresst. In dieser Form ist er medizinisch eher minderwertig, aber kulinarisch eine Erprobung wert.

▶ **Mao Jian**

Loser Pu-erh-Tee von hoher medizinischer Qualität. Er wird vor der Regenperiode gepflückt und enthält weniger Bitterstoffe als die meisten anderen Tees, die später gepflückt werden und bei denen sich mehr Aromastoffe ansammeln konnten. Sein Aufguss ist grünlich.

▶ **Monk's Choice Pu-erh**

Loser Tee. Wird angeblich von den tibetischen Mönchen getrunken; dazu gehören etwas Butter und Salz.

▶ Moon Cave Pu-erh

Loser Tee. Ein dunkler und besonders erdiger Pu-erh. Kommt den westlichen Geschmacksvorlieben besonders entgegen.

▶ Nuoshan

Loser Pu-erh-Tee, er stammt vom Berg Nuoshan. Ein Pu-erh-Tee von hoher medizinischer Qualität und kräftiger Farbe. Der Geschmack ist ausgewogen.

▶ Tang Dynasty Pu-erh

Edle Teesorte für Feinschmecker. Kostet in der Regel nicht unter 25 DM pro 100 Gramm und ist daher sicherlich nichts für Einsteiger.

▶ Tibetan Mushroom Dark Pu-erh

Pu-erh-Tee, gepresst in Form von Pilzen (daher der Name). Enthält lang gereiften Tee, schmeckt weniger erdig, eher lieblich.

▶ Tibetan Temple Pu-erh

Loser Tee. Eine Mischung aus unterschiedlichen Reifegraden von Pu-erh, »junge« wurden mit »alten« Jahrgängen kombiniert.

▶ Top of the World Pu-erh

Stammt vom selben Anbieter wie der »Tang Dynasty«. Der Name verspricht viel, aber das abschließende Urteil ist sicherlich dem Teegenießer zu überlassen.

▶ Tuocha / Tuo tea

Der »Emei« Tuocha aus Chongqing erhielt einen der höchsten Lebensmittelpreise. Er wird in Form von »buttons« angeboten, die für eine Kannenportion reichen, und ist medizinisch sehr hochwertig.

▶ Ya Tea

Wird später gepflückt als der Mao Jian, ist daher erdiger im Geschmack. Er ist ein Lieblingstee der Südchinesen, wird als Presstee angeboten. Kulinarisch interessant, medizinisch eher minderwertig.

Klangvolle Namen wie »Tang Dynasty« oder gar »Top of the World Pu-erh« sprechen nicht unbedingt für die edelste Teeware. Man sollte sich von solchen Namen daher beim Teekauf nicht blenden lassen.

Die Lagerung von Pu-erh

Pu-erh-Tee kann beim Lagern in der Teedose seine medizinische Qualität möglicherweise sogar steigern, da er dort in Ruhe nachreifen kann. Die für den Geschmack mitentscheidenden Ätherischöle sind jedoch nach 18 Monaten weitgehend verdampft, so dass man ihn dann eigentlich nicht mehr trinken sollte.

▶ Pu-erh-Tee muss immer gut verschlossen und trocken aufbewahrt werden. Verwenden Sie dazu Dosen aus Holz, speziellem Blech oder Porzellan, auch lichtundurchlässige Teesäckchen sind geeignet (erhältlich in Teefachgeschäften).

▶ Die Blätter werden mit einem normalen, trockenen Teelöffel aus der Dose genommen, wenn Sie sich einen Aufguss bereiten wollen. Der Löffel sollte jedoch nicht im Teebehälter bleiben, da es sonst zu chemischen Reaktionen und Geschmacksveränderungen kommen kann.

▶ In einer Teedose darf nichts anderes als die einmal für sie ausgewählte Teesorte gelagert, und sie sollte auch nicht mit Spülwasser gereinigt werden: Denn Tee nimmt sehr schnell andere Aromen an. Zum Reinigen der Dose reicht das Auswischen mit einem sauberen, trockenen Lappen völlig.

▶ Der ideale Lagerort für Pu-erh-Tee ist kühl und dunkel, es sollten kein Dampf und keine starke Wärme in seiner Nähe sein. Dunstabzugshauben oder Heizkörper sollten also möglichst weit von ihm entfernt sein, auf dem sonnigen Fensterbrett oder neben dem Herd hat er ebenfalls nichts zu suchen.

▶ Absolut falsch: den Pu-erh-Tee im Kühlschrank zu lagern. Dort befinden sich die unterschiedlichsten Lebensmittel, deren Aromen ihren Weg zum Teil auch durch geschlossene Teedosen und -beutel finden. Ein weiteres Problem ist die Feuchtigkeit im Kühlschrank. Auch sie ist imstande, sich bis zu den Teeblättern durchzuschlagen.
Außerdem müssen Sie den Behälter aus dem Kühlschrank nehmen, wenn Sie Ihren Tee zubereiten wollen. Dadurch kommt es zu großen Temperaturschwankungen, die dem Aroma schaden können.

▶ Auch wenn Sie nur kleine Mengen aus dem ursprünglichen Teebehälter nehmen, sollten Sie diese unbedingt vor dem Lagern abpacken.

▶ Optimal aufbewahrter Pu-erh-Tee kann 18 Monate lang lagern, ohne dabei an Geschmacksqualität und gesundheitlichen Wirkungen zu verlieren. Im Unterschied zu grünem oder schwarzem Tee kann der Pu-erh in dieser Zeit sogar noch nachreifen und dadurch seine Qualität steigern.

Das nötige Zubehör

Die Qualität des Wassers

Immer wieder hört man, dass das Trinkwasser in Deutschland von schlechter Qualität und daher nicht für den Teegenuss geeignet sei. Der Verkauf von so genannten Trinkwasserfiltern boomt, und deren Hersteller haben natürlich ein großes Interesse daran, den Verbraucher von der Notwendigkeit ihrer Geräte zu überzeugen.

Tatsache ist, dass von gesundheitlicher Seite nichts gegen unser Trinkwasser einzuwenden ist. Schon vor Jahren erklärte das damalige Bundesgesundheitsamt: »Das von den Wasserwerken angelieferte Trinkwasser ist gesundheitlich unbedenklich. Es muss nicht zusätzlich aufbereitet werden, Kleinfilter zu seiner Aufbereitung sind daher nicht erforderlich.«

Wer Zweifel an der Qualität seines Trinkwassers hat, sollte sich bei seinem zuständigen Wasserversorgungsunternehmen oder den Gesundheitsbehörden erkundigen, bevor er sich voreilig zum Kauf eines Wasserfilters entschließt.

Hoher Härtegrad mindert den Geschmack

Anders sieht es mit der geschmacksverändernden Wirkung des deutschen Wassers aus. Hier können die Unterschiede von Region zu Region in der Tat sehr gravierend sein, Mineraliengehalt und Härtegrad von bestimmten Wassern können aus einem edlen Tee eine unangenehme Suppe machen. Erkundigen Sie sich bei Ihrem Wasserversorgungsunternehmen, welchen Härtegrad Ihr Wasser hat. In Gegenden mit hohen Werten (Härtebereich von über 14) kann dann die Anschaffung eines Trinkwasserfilters durchaus sinnvoll sein.

Filtergeräte

Die meisten Filtergeräte arbeiten mit so genannten Ionenaustauschern, die für eine »Ionenwanderung« im Wasser sorgen und dadurch zu seiner Enthärtung beitragen. Der Tee schmeckt danach wirklich besser, seine Farbe ist um einiges intensiver. Der Haken an den Wasserfiltern: Beim Ionenaustausch gehen leider auch Kalziumionen verloren, und dieses Mineral spielt eine entscheidende Rolle für die Stabilität unserer Knochen und Zähne. Bei ausgewogener Ernährung mit reichlich Käse, Quark oder anderen Milchspeisen sollte der Verlust allerdings zu verkraften sein. Von größerer medizinischer Bedeutung sind da schon die hygienischen Probleme der Filter. Denn sie halten nicht nur anorganische Ionen, sondern auch organische Substanzen zurück, die für Mikroorganismen eine ideale Nahrungsgrundlage bilden können. Die einzelnen Filterstücke sollten daher immer rechtzeitig ausgewechselt werden.

▶ Bei Wasser mit leicht erhöhtem Härtegrad (Härtebereich von 7 bis 14) reicht es aus, das Wasser nicht einmal, sondern zweimal bei geöffnetem Kessel kurz aufkochen zu lassen.

▶ Kommen Sie jedoch nicht auf die Idee, das Wasser extrem lange kochen zu lassen. Ihr Tee wird dann schal schmecken.

▶ »Weiches« Wasser mit geringem Härtegrad (Härtebereich unter 7) bedarf keiner zusätzlichen Behandlung.

Der hohe Kalkgehalt des Wassers muss nicht unbedingt den Geschmack des Tees negativ beeinflussen. In einigen Gegenden Chinas ist es sogar üblich, das Wasser für den Tee aus besonders kalkhaltigen Quellen oder Brunnen zu nehmen.

Das Geschirr

In den alten chinesischen Teezeremonien kommt ebenso wie bei dem berühmten japanischen Teeritual dem Teegeschirr – vor allem Kessel, Kannen und Tassen – eine große symbolische Bedeutung zu. Zahlreiche Überlieferungen beschreiben die komplizierten Vorbereitungen, die der Erhöhung des Genusses dienen. So besingt ein taoistisches Lied die drei wichtigsten Elemente der Teekunst, nämlich feinen Tee, reines Wasser und edle Keramik:

»Ich hatte Tee geschlürft aus einem Kaninchenfell [= einem speziellen Geschirrdesign]. Ein köstlicher Geschmack blieb an meinem Gaumen zurück. Wahrlich, ein Kessel voller Schnee hätte mehr Genuss bereitet. Doch den Höhepunkt der Verfeinerung bestimmt immer das Werk des Töpfers.«

Welche Bedeutung Sie dem Teegeschirr geben, und wie viel Geld Sie dafür ausgeben wollen, bleibt Ihren individuellen Geschmacksvorlieben überlassen.

Der Kessel

In ihm wird das Wasser aufgekocht. Wer es traditionell liebt, nimmt Kupferkessel, wie sie in Tibet verbreitet sind. Ihr Nachteil: Sie müssen penibel sauber gehalten werden, da sie zur Oxidation neigen. Praktischer sind Kessel aus Stahl, Aluminium und emailliertem Metall. Aluminiumkessel stehen allerdings im Verdacht, beim Kochen Krebs erregende Stoffe ins Wasser abzugeben.

Die Kanne

Die Kanne sollte nicht mehr als einen Liter fassen, dann schmeckt Pu-erh-Tee am besten. Am verbreitetsten sind Kannen aus Porzellan; Kenner schätzen jedoch Kannen aus Steingut, da ihre Poren etwas vom Aroma des Teeaufgusses annehmen und auf diese Weise den Geschmack des Tees zu strecken vermögen.
Wichtig: Steingutgeschirr darf beim Reinigen nicht mit der Spülbürste oder dem harten Schwamm gescheuert werden! Kannen aus Glas geben uns die Chance, den Teeblättern bei ihrem Unterwasserspiel zuzuschauen.

Die Tassen

Chinesischer Tee wird traditionell aus kleinen henkellosen Tässchen oder Schalen (Inhalt maximal l50 Milliliter) getrunken, weil er nicht hinuntergestürzt, sondern in kleinen Schlucken genippt werden sollte. Die Henkeltasse kommt natürlich den abendländischen Trinksitten mehr entgegen und wird auch dem Geschmack nichts anhaben können. Wichtig ist jedoch, den Tee nicht aus großen Gefäßen zu trinken. Denn je größer die Tasse, desto mehr bekommt der Tee Oberflächenkontakt zur Luft – und das würde zu deutlichen Geschmacks- und Wirkstoffeinbußen führen.

Die Reinigung des Geschirrs

Teegeschirr wird lediglich mit heißem Wasser gewaschen, ohne Spülmittel. Kanne und Tassen sollten nur für Pu-erh-Tee und auf keinen Fall für Kaffee verwendet werden, da es sonst zu Geschmacksverfälschungen kommen kann.

In Restaurants haben sich so genannte Teezangen zur Aufbereitung von Tee eingebürgert. Dabei wird der Tee zwischen zwei löffelartigen, grobporigen Sieben eingeklemmt. Für die großen Blätter des Pu-erh-Tees ist diese Methode nicht geeignet.

Die Zubereitung

Wie bei anderen Teesorten existieren auch zum Pu-erh zahlreiche verschiedene Formen der Zubereitung. Dies liegt einfach daran, dass Tee ein Getränk mit langer Tradition ist und sich dementsprechend viele Menschen besondere Methoden und Tricks zu seiner Zubereitung haben einfallen lassen.

Im Fall von Pu-erh ist jedoch die Zubereitung weniger aufwändig als die von grünem Tee. Beispielsweise muss bei ihm nicht das Brühwasser auf 70 oder 80 °C abgekühlt werden, wie es beim grünen Tee üblich ist. Der rote Tee schmeckt auch, wenn er mit kochendem Wasser überbrüht wird. Auch ist es bei ihm nicht weiter tragisch, wenn man ihn beim Ziehenlassen einmal vergisst und ihn beispielsweise erst nach 20 Minuten abseiht. In China hört man sogar Empfehlungen, ihn die ganze Nacht lang ziehen zu lassen, um dann am nächsten Morgen gewissermaßen einen hoch dosierten »Pu-erh-Espresso« zu haben. Derartige Verfahren sollten jedoch sorgfältig mit dem eigenen Geschmacksempfinden abgestimmt werden.

Tee in Beuteln muss grundsätzlich kürzer ziehen als die losen Blätter, denn bei ihm gelangen aufgrund der vergrößerten Austauschfläche die Inhaltsstoffe erheblich schneller in den Aufguss. Oft reichen bereits eine bis eineinhalb Minuten.

Teebeutel kontra lose Blätter

Mittlerweile gibt es auch den Pu-erh-Tee in Form von Beuteln zu kaufen. Der Vorteil dieser Beutel: Die Teemenge ist bei ihnen bereits präzise vordosiert, die Mengenabweichungen zwischen den einzelnen Beuteln ist minimal. Auf diese Weise enthält praktisch jede Tasse Tee denselben Wirkstoffgehalt, was vor allem von Pflanzenheilkundlern geschätzt wird. Ein weiterer Vorteil: Die Teebeutel sind nach dem Aufguss leicht zu entsorgen. Es entfällt das mitunter lästige Herausklauben der losen und nassen Blätter.

Mögliche Nachteile

▶ Studien an Beuteln mit schwarzem Tee ergaben, dass der Fluorgehalt in deren Aufguss niedriger war als bei losen Blättern. Ähnliche Effekte müssen auch für Beutel mit Pu-erh vermutet werden.

▶ Niemand außer dem Hersteller weiß genau, was sich in den Teebeuteln befindet. Die Blätter darin sind fein gehackt und selbst dann nicht mehr zu erkennen, wenn man zur Kontrolle einen Beutel aufschneidet. Es muss natürlich nicht sein, dass in die Beutel vorzugsweise der Abfall aus den Teeernten abgefüllt wurde, wie oft behauptet wird – aber eine gewisse Unsicherheit bezüglich der Qualität des Beutelinhalts bleibt natürlich bestehen.

▶ Darüber hinaus lassen sich von Teebeuteln grundsätzlich keine zweiten Aufgüsse herstellen, da die Inhaltsstoffe des Tees bereits im ersten Aufguss nahezu komplett ins Wasser übergehen. Sie sind daher auch erheblich kostspieliger als die lose Ware.

Die Oberfläche wird vergrößert

Um die Teeblätter in die Beutel zu bekommen, müssen sie zerkleinert werden. Dabei geschieht eine entscheidende physikalische Veränderung: Die Oberfläche nimmt nämlich im Verhältnis zum Volumen der Blattmasse deutlich zu.

Stellen Sie sich vor, Sie würden einen Würfel in vier Teile zerhacken. Das Volumen bleibt dann gleich, weil Sie ja nichts von der Masse entfernt haben. Durch das Zerteilen gewinnen Sie jedoch zahlreiche neue Oberflächen – nämlich die jeweiligen Schnittstellen – hinzu, und dadurch erhöht sich natürlich auch die Gesamtoberfläche. Genau das geschieht auch, wenn Sie den Tee zerhacken – freilich noch um einige Potenzen gesteigert.

Aromastoffe verflüchtigen sich

Die Vergrößerung der Gesamtoberfläche hat zur Folge, dass die Inhaltsstoffe der Blätter mehr »Fluchtmöglichkeiten« bekommen, um sich in die Umgebung (Wasser oder Luft) abzusetzen.

Die Konsequenz: Schon beim Lagern verflüchtigen sich zahlreiche Wirkstoffe des Tees in die Luft, so dass vom Teeaufguss möglicherweise keine sonderlichen medizinischen Wirkungen mehr zu erwarten sind. Natürlich führt das auch zu geschmacklichen Einbußen, so dass auch keine großen kulinarischen Effekte zu erhoffen sind.

Kaufen Sie den Pu-erh am besten lose und nicht in Beuteln. Nur so kommen Sie wirklich in den optimalen Genuss seiner medizinischen und kulinarischen Besonderheiten.

Folienumhüllung ist fragwürdig

Der Hersteller hätte die Möglichkeit, das Abdampfen der Wirkstoffe zu verhindern, indem er die einzelnen Beutel mit einer Folie umschließt. Dieses Verfahren wird bereits von einigen Phytopharmakaherstellern praktiziert, um die Heilwirkung ihrer Tees zu sichern, doch es lässt natürlich auch den Preis des jeweiligen Produkts in die Höhe gehen, ganz zu schweigen davon, dass Herstellung und Entsorgung der Folien auch ökologisch problematisch sind. Aus diesem Grund wird bei Alltagstees wie Pu-erh in der Regel darauf verzichtet, die einzelnen Beutel einzuschweißen. Genau deshalb müssen sie aber auch als eher minderwertig eingeschätzt werden, was ihre medizinische und kulinarische Qualität betrifft.

Pu-erh-Tee, der nur kurz zieht, ist relativ anregend. Allerdings ist seine anregende Wirkung auch dann noch sehr viel milder als die von Kaffee oder schwarzem Tee.

Die Dosierung

▶ Die Dosierung für kräftigen Geschmack und intensive Wirkung liegt bei einem gestrichenen Teelöffel Pu-erh auf eine Tasse, wobei die Tasse etwa 150 Milliliter Fassungsvermögen besitzt. Das entspricht bei einem Liter etwa sechs Teelöffeln, wobei aufgrund der besseren Lösungsmöglichkeiten in einer Kanne die Menge sogar auf fünf Teelöffel reduziert werden kann.

▶ Wer es gern milder mag, reduziert die Dosis auf einen halben Teelöffel pro Tasse bzw. drei gestrichene Teelöffel pro Liter. Solche Dosierungen empfehlen sich vor allem für den Einsteiger.

▶ Die empfohlene Tagesration liegt bei drei bis vier Tassen pro Tag, die jeweils zu den Mahlzeiten getrunken werden sollten.

Ziehdauer

Die Pu-erh-Blätter werden in der Tasse bzw. Kanne deponiert und anschließend mit kochendem Wasser übergossen. Danach lässt man den Tee ziehen, am besten zugedeckt, um seine flüchtigen ätherischen Öle besser im Aufguss zu halten. Die Dauer des Ziehens richtet sich nach der Art des Tees und nach dem, was man von ihm erwartet.

Kurz

Wer den Pu-erh-Tee für zwei bis drei Minuten ziehen lässt, erhält einen relativ milden Aufguss mit rauchigem Geschmack und recht starker, anregender Wirkung. Die medizinisch wichtigen Inhaltsstoffe sollten bei dieser kurzen Zeit bereits gelöst sein. Die für Kräutertees üblichen 10 bis 15 Minuten Ziehzeit sind für die Wirksamkeit von Pu-erh nicht nötig, wie überhaupt in der traditionellen chinesischen Medizin häufig mit kurzen Ziehzeiten gearbeitet wird.

Mittel

Mittellang heißt drei bis fünf Minuten. Dann schmeckt der Tee schon recht erdig. Die Koffeinmoleküle sind weitgehend an Gerbstoffe gebunden und daher nur noch recht schwach in ihrer anregenden Wirkung. Die mittellange Zeit beim Ziehen ist wohl für die meisten Teetrinker, in jedem Fall aber für Magenkranke optimal.

Mehr als zehn Minuten

Hier dominiert eindeutig das Erdige im Pu-erh. Im Unterschied zu grünem und schwarzem Tee ist er jedoch auch nach längeren Ziehdauern durchaus noch genießbar. Dies liegt wahrscheinlich an der »sanfteren« Konstruktion seiner Gerbstoffe. Zehn-Minuten-Pu-erh empfiehlt sich vor allem bei der Behandlung von Darmproblemen, wie beispielsweise Durchfall.

Mehrere Aufgüsse

Pu-erh kann – ähnlich wie südafrikanischer Rooibos und grüner Tee – mehrmals aufgegossen werden. Bei höheren Qualitätsstufen sind ohne weiteres bis zu vier Aufgüsse möglich.

Vor diesem Hintergrund relativiert sich natürlich auch der hohe Preis, der für Pu-erh im Verhältnis zu Kaffee sowie zu vielen Schwarz- und Grünteesorten gezahlt werden muss. Denn für die Tagesration von drei bis vier Tassen Pu-erh kommt man schon mit einem gestrichenen Teelöffel aus. Die Folgeaufgüsse sollten kürzer ziehen als der erste Aufguss, da bei ihnen die Blätter bereits vorgewässert sind und

Grundsätzlich gilt, dass Pu-erh-Tee, der aus relativ kleinen Blättern besteht, kürzer ziehen muss als solcher aus großen Blättern. Bei klein geschnittenem Pu-erh ist die Oberfläche im Verhältnis zum Volumen recht groß, so dass die Inhaltsstoffe schnell ins Wasser übergehen können.

Die geschmacksbestimmenden Stoffe von Pu-erh stammen nicht nur aus seinen Blättern. Eine japanische Studie konnte zeigen, dass die für die Pu-erh-Fermentation zuständigen Pilze selbst aus einfachem Zucker Geschmacksstoffe bilden können.

daher die Pu-erh-Inhaltsstoffe schneller in den Aufguss übergehen können. In der Regel reichen zwei bis drei Minuten. Die Folgeaufgüsse sind koffeinarm und daher auch für den Genuss am Abend geeignet.

Geschmack und Farbe

Der Pu-erh wird gern als roter Tee bezeichnet. Und in der Tat zeigen viele Pu-erh-Sorten eine kräftige braunrote Farbe, einige können jedoch durchaus stark ins Grüne gehen. Bezüglich seines Geschmacks verhält es sich mit Pu-erh ähnlich wie mit dem grünen Tee: Über ihn kann man streiten. Einige Teekenner behaupten, dass man Pu-erh entweder lieben oder aber hassen muss – so kategorisch sei er in seinem Geschmack. Einsteiger bezeichnen seinen Geschmack oft als rauchig, erdig, kräftig oder medizinisch. Ein eingeschworener Grünteekenner erklärte beim erstmaligen Kosten von Pu-erh, dass der Geschmack ihn an den »Schlamm vom Grund des Yangtse-Kiang« erinnere – wobei er freilich zugab, glücklicherweise von diesem Schlamm niemals etwas zu sich genommen haben zu müssen.

Herbe und erdige Nuancen

Die letztendliche Beschreibung des Pu-erh-Geschmacks ist recht schwer. Nicht nur die einzelnen Sorten können sehr unterschiedliche Empfindungen auslösen, selbst innerhalb einer Sorte können verschiedene Geschmacksnuancen auftauchen, weil der Tee ja von lebendigen Mikroben fermentiert wird – und die arbeiten natürlich nicht nach festgelegten Regeln.

Grundsätzlich gilt aber: Pu-erh schmeckt sicherlich kräftiger als grüner Tee, aber nicht annähernd wie schwarzer Tee. Er wird gern mit Oolong verglichen, doch auch das wird ihm nicht gerecht. Pu-erh hat einen eigenen Geschmack, aus dem man bittere, erdige und saure Noten herausschmecken kann, aber sicherlich nichts Süßes – wie das etwa beim anderen berühmten Rottee, dem südafrikanischen Rooibos oder Rotbuschtee, der Fall ist.

Starke Unterschiede möglich

Ganz sicher aber muss Pu-erh nicht medizinisch schmecken. Der alte Satz aus Großmutters Zeiten: »Was gesund ist, muss auch bitter sein« – er trifft für ihn nicht zu.

Denn Pu-erh kann – ähnlich wie grüner Tee – trotz seiner medizinischen Wirkungen auch eine Delikatesse sein. Wer am Anfang entsetzt sein sollte über den Geschmack einer bestimmten Pu-erh-Sorte, darf den Tee nicht pauschal verteufeln. Oft kann schon die nächste Packung von einem anderen Hersteller überzeugen. Gerade für den Pu-erh gilt, dass die einzelnen Teeangebote der Händler geschmacklich sozusagen um Lichtjahre auseinander liegen können.

Süßes zur Verfeinerung

Einsteiger haben mitunter Probleme, wenn sie reinen Pu-erh trinken. Hier kann es sinnvoll sein, den Tee zu süßen.

▶ Der übliche Kristallzucker hat allerdings im Pu-erh nichts zu suchen, da er ihm geschmacklich wie medizinisch eher schadet als nutzt.

▶ Zuckerersatzstoffe sind wohl kalorienarm und weniger schädlich für den Zahnschmelz, bringen kulinarisch aber nur Nachteile.

▶ Besser geeignet ist Honig. Seine Dosierung entspricht der des Tees, also etwa einem gestrichenen Teelöffel pro Tasse. Es ist wirklich erstaunlich, wie voll und rund Pu-erh-Tee schmecken kann, wenn er mit Honig gesüßt wurde. Offensichtlich passen die geschmacklich wirksamen Inhaltsstoffe dieser beiden natürlichen Nahrungsmittel besonders gut zusammen.

▶ Weitere Süßungsalternativen sind Ahornsirup und Agavendicksaft. Ahornsirup harmonisiert aufgrund seines leicht »kandierten« Geschmacks mit dem Pu-erh-Tee kulinarisch ähnlich gut wie Honig. Agavendicksaft hat den Vorteil, seine Süßkraft überwiegend aus Fruchtzucker zu beziehen, der den Blutzuckerspiegel weniger auf Spitzenwerte treibt als normaler Zucker.

▶ Auch Stevia, Blätter einer Chrysanthemenart, liefert gesunde Süße. Mehr dazu auf Seite 63f.

Honig ist ein optimales Süßungsmittel für Pu-erh. Außerdem ist er gesund, besonders wenn er nicht in den brühheißen, sondern erst in den lauwarm abgekühlten Tee gerührt wird. Vergessen Sie jedoch nicht, dass er recht kalorienreich ist!

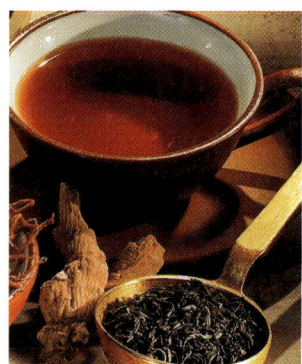

Mischungen mit Pu-erh sind köstlich und gesund.

Rezepte zum Heilen und Genießen

Pu-erh mit anderen Heilpflanzen

Pu-erh gehört zu jenen chinesischen Tees, die gern mit anderen Heilpflanzen gemischt werden. Bei diesen Mischungen geht es dann meist darum, bestimmte therapeutische Effekte zu betonen. Manchmal ist es aber auch einfach das Ziel, dem Pu-erh eine bestimmte geschmackliche Note zu geben.

Rotbuschtee und Pu-erh

Der Rotbuschtee enthält Flavonoide, die in unserem Körper allergische Reaktionen dämpfen. Auch Pu-erh enthält allergiedämpfende Flavonoide, die sich wirksam mit denen von Rotbusch ergänzen. Die beiden Heilpflanzen bilden dadurch eine echte Alternative in der Therapie von Allergien. Ein weiterer Vorteil von Rotbusch: Er schmeckt kräftig fruchtig und leicht süß (aufgrund kalorienarmer Zuckerstoffe), und damit bildet er einen wirksamen Gegenspieler zum erdig-rauchigen Pu-erh. Auch Rotbusch kann zweimal aufgebrüht werden.

Rotbusch (auch Rooibos genannt) und Pu-erh bilden nicht nur geschmacklich und medizinisch ein wirksames Paar. Auch ihre roten Farben passen gut zueinander und ergeben ein attraktives Getränk.

Die Anwendungsgebiete

▶ In Südafrika gilt Rotbuschtee als bewährtes Hausmittel gegen Dreimonatskoliken und Nahrungsmittelallergien, Umschläge mit Rotbusch werden bei Nesselsucht und Neurodermitis angewandt.

▶ Darüber hinaus enthält Rotbuschtee Eisen zur Verbesserung des Blutbilds, auf der anderen Seite aber kein Milligramm Koffein. Er kann dadurch in hohen Dosierungen getrunken werden.

▶ Der Tee eignet sich auch zu einer mehrwöchigen prophylaktischen Antiheuschnupfenkur zum Einstieg in den Frühling.

Die Zubereitung

Mischen Sie Pu-erh und Rooibos zu gleichen Teilen, und füllen Sie diese Mischung in eine Dose. Trinken Sie davon 4 Tassen pro Tag, wobei eine Tasse (à 150 bis 200 Milliliter) mit 1 gehäuften Teelöffel der Mischung aufgegossen wird. Die Ziehdauer beträgt etwa 3 Minuten. Die Pu-erh-Rotbusch-Mischung kann 2-mal aufgebrüht werden. Ein dritter Aufguss empfiehlt sich jedoch nicht, denn in ihm dominiert dann nur noch die Pu-erh-Note.

Jasmintee und Pu-erh

Jasmintee wurde lange Zeit als eine überflüssige Verfeinerung des grünen Tees angeprangert, der medizinisch nichts zu bieten hat und auch die feinen Geschmacksnuancen von grünem Tee zunichte macht. Heute wissen wir es besser. Die Anreicherung des Grüntees mit Jasminblüten ergibt nicht nur eine kulinarische Delikatesse, sie sorgt – wie japanische Untersuchungen ergaben – auch für eine spezielle therapeutische Note.

Geschmacklich nimmt Jasmintee durch seine blumigen Nuancen viel von der medizinischen Strenge des Pu-erh-Tees. Beide zusammen schmecken luftig, sie eignen sich vor allem als Getränk zu fettreichen oder süßen Speisen.

Die Anwendungsgebiete

▶ Jasmintee enthält große Mengen an Querzetin, einem Flavonoid, das in unserem Immunsystem die Ausschüttung von Histaminen bremst und dadurch antiallergisch wirkt.

▶ Auch die Anteile der antiallergischen Flavonoide Myrizetin und Kaempferol sind überdurchschnittlich hoch. Der Jasmintee trifft sich dadurch optimal mit dem allergiebremsenden Potenzial von Pu-erh.

▶ Jasmintee unterstützt außerdem die Verdauung, er senkt nachweislich den Zuckerspiegel im Blut. Zusammen mit den cholesterinsenkenden Eigenschaften von Pu-erh bildet er dadurch eine wirksame Waffe im Kampf gegen Diabetes mellitus und andere zivilisationsbedingte Stoffwechselstörungen.

Beim Jasmintee handelt es sich um halbfermentierten Grüntee mit Zusatz von Jasminblüten (nicht von Jasminaromastoffen). Er gehört zu den Standardtees, die man in chinesischen Restaurants bekommt.

Die Zubereitung

Mischen Sie Pu-erh und Jasmintee zu gleichen Teilen, und füllen Sie diese Mischung in eine Dose. Überbrühen Sie 1 gehäuften Teelöffel der Mischung mit 1 Tasse (à 150 bis 200 Milliliter) heißem, aber nicht mehr kochendem Wasser. Maximal 3 Minuten lang ziehen lassen! Trinken Sie davon regelmäßig 1 Tasse zu den Mahlzeiten.

Die Pu-erh-Jasmintee-Mischung kann bis zu 3-mal aufgebrüht werden, wobei für den zweiten Aufguss nur noch 2 Minuten, für den dritten nur noch 1 Minute Ziehdauer veranschlagt werden.

Achtung Der erste Aufguss enthält recht viel Koffein (allerdings deutlich weniger als Kaffee). Der zweite und dritte Aufguss sind im Koffeingehalt unproblematisch.

Kombucha und Pu-erh

Der Legende nach verdankt der Kombucha seinen Namen einem koreanischen Arzt namens Kombu, der um 400 n. Chr. einen japanischen Kaiser von seiner Gastritis heilte, indem er ihm einen ganz besonderen Tee – eben den Kombu-Cha – zubereitete. Doch der Tee soll bereits schon kurz vor der Zeitrechnung den Chinesen als Heilgetränk bekannt gewesen sein.

In Deutschland wird Kombucha wissenschaftlich erstmals 1913 erwähnt, sein Durchbruch gelang ihm 1964 durch ein Buch des hessischen Arztes Rudolf Sklenar, der den Tee in seiner Praxis mit Erfolg gegen vielerlei Beschwerden einsetzte. Die Heilwirkungen des Kombuchatees besitzen mittlerweile eine ernst zu nehmende wissenschaftliche Grundlage.

Einige Vertreter der traditionellen chinesischen Medizin sind außerdem der Meinung, dass sich Kombucha und Pu-erh gegenseitig potenzieren können, was ihre ankurbelnde Wirkung auf den Stoffwechsel angeht. Für diese Vermutung spricht ohne Zweifel die nahe biochemische Verwandtschaft der beiden Tees (beide werden durch die Arbeit von Pilzen und Bakterien gewonnen, beide haben einen hohen Saponingehalt). Darüber hinaus enthält Kombuchatee große Mengen an Vitamin C sowie Milch- und Bernsteinsäure.

Im Handel werden Pu-erh und Kombucha bereits als fertige Mischungen angeboten. Doch wer zu Hause bereits einen Kombuchapilz hat, kann sich diese Fertigmixturen natürlich sparen.

Die Anwendungsgebiete

▶ Der wichtigste Heilstoff im Kombucha ist die Glukuronsäure, die im menschlichen Organismus Gifte und Abfälle des Stoffwechsels an sich kettet und über den Harnweg fortspülen lässt.

▶ Rudolf Sklenar empfahl Kombucha vor allem gegen Stoffwechselkrankheiten, rheumatische Beschwerden, Gicht, Magen- und Darmleiden sowie hohe Harnsäure- und Cholesterinwerte.

▶ Auch für das Immunsystem kann Kombucha eine Menge tun. Seine Inhaltsstoffe versorgen die Immunzellen mit Energie und mobilisieren die Abwehr gegen eindringende Krankheitserreger.

▶ Die Stärken von Kombucha liegen aber besonders darin, den Körper zu entgiften, das Darmmilieu zu stabilisieren und ihn von hohen Fett-, Blutzucker- und Harnsäurewerten zu befreien. In allen Punkten trifft er sich exakt mit den Wirkungen von Pu-erh.

Kombucha und Pu-erh haben ein wesentliches Merkmal gemeinsam: Sie werden beide mit Hilfe von Pilzen und Bakterien hergestellt. Daher auch ihre therapeutische Nähe: Beide fördern den Stoffwechsel und senken Cholesterin-, Zucker- und Harnsäurespiegel im Blut.

Pu-erh-Kombucha selbst ansetzen

▶ 1 Liter Wasser aufkochen, 1 Esslöffel Pu-erh-Blätter und 50 Gramm Zucker hinzugeben. 10 bis 15 Minuten lang ziehen lassen. Umrühren und durch ein Teesieb abseihen. Den Tee in ein sauberes Glasgefäß umfüllen.

▶ Das Glas zudecken und auf Zimmertemperatur abkühlen lassen. 1 Stück Kombuchaferment hinzugeben. Das Glas mit Tüll abdecken, der mit einem Gummiband am Hals des Einmachglases befestigt wird. Der Tüll schützt den Inhalt vor Staub und Insekten. Außerdem ist er luftdurchlässig, was wegen des hohen Sauerstoffbedarfs des Kombuchaferments von großer Bedeutung ist.

▶ Das Glas für 8 bis 12 Tage in einem gut belüfteten, nicht zu hellen Raum bei etwa 23 °C stehen lassen. Der Tee ist trinkfertig, wenn er eine helle Farbe angenommen hat und nur noch mäßig süß schmeckt.

▶ Den Teepilz aus der Flüssigkeit herausnehmen und im Sieb mit fließendem, lauwarmem Wasser abspülen, um ihn für nachfolgende Aufgüsse vorzubereiten.

▶ Die Teeflüssigkeit abseihen und in Flaschen abfüllen. Kühl gelagert hält sie sich einige Wochen lang.

▶ Sie können täglich 2 bis 3 Tassen Pu-erh-Kombucha-Tee trinken, am besten zu den Mahlzeiten.

Ingwer und Pu-erh

Die genaue Herkunft der Ingwerstaude und des aus ihrer Wurzel gewonnenen Gewürzes liegt im Dunkeln, sicher ist jedoch, dass sie in China schon vor 3000 Jahren bekannt waren. Auch die antiken Ärzte schätzten Ingwer als Würzmittel und als äußerst vielseitiges Medikament gegen die unterschiedlichsten Krankheiten, von Blähungen bis hin zu Schlangenbissen.

Heute wird er fast in allen tropischen Gebieten angebaut wie Jamaika, Brasilien, Florida, Zentralafrika und Südostasien, wo er – neben England – auch in der Küche zu Ehren kommt. Ingwer verbindet auf einmalige Weise süßliches Aroma mit scharfem Geschmack. Dadurch wird er beinahe zu einem Universalgewürz, das man zu Gemüse- und Fleischgerichten ebenso einsetzen kann wie zu Tee und Gebäck. Dem Pu-erh-Tee verleiht er eine pikante Frische.

Hierzulande wird er kulinarisch eher selten verwendet, in Medikamenten gegen Reisekrankheit und Föhnbeschwerden kommt er hingegen recht häufig zum Einsatz.

Im Mittelalter wurde Ingwer mit Erfolg gegen die Pest eingesetzt. Allerdings wirkt die Heilpflanze aus heutiger wissenschaftlicher Sicht wohl eher vorbeugend als therapeutisch gegen die Pesterreger.

Die Anwendungsgebiete

▶ Ingwer besitzt ein überdurchschnittlich breites Profil an ätherischen Ölen: Shogaol, Zineol, Borneol, Linalool, Kamphen, Phellandren, Gingerol u. v. a. m. Hervorzuheben sind die Gingerole, die in ihrer chemischen Struktur und ihrer Wirksamkeit dem Aspirin sehr ähnlich sind. Sie hemmen die Zusammenballung der Blutplättchen, wodurch das Risiko von Blutgefäßverschlüssen und Arteriosklerose deutlich verringert wird. Eine dänische Studie deutet darauf hin, dass fünf Gramm frischer Ingwer täglich die Anfälligkeit gegen Thrombosen und Schlaganfälle verhindert.

▶ Darüber hinaus wirken Gingerole schmerzhemmend und im Darm als Gegenspieler zum Hormon Serotonin. Aufgrund der letzteren Eigenschaft zählt Ingwer zu den hilfreichen Mitteln gegen Übelkeit, Blähungen und Krämpfe im Darmbereich. Die blähungshemmende Wirkung wird zusätzlich noch durch das – auch im Basilikum vorhandene – Linalool unterstützt.

▶ Schließlich gehören Gingerole zusammen mit den Shogaolen zu den Scharfstoffen, die sich auch beim Kochen nur geringfügig verflüchtigen. Sie regen den Speichel- und die Schweißabsonderung an, durch die Erregung der Wärmenerven im Magen sorgen sie dort für ein ausgesprochen intensives Brenn- und Hitzegefühl.

▶ Mischungen aus Ingwer und Pu-erh zählen in China zu den alten Hausmitteln bei Übelkeit und Darminfektionen.

▶ Die cholesterinsenkenden Effekte von Pu-erh bilden zusammen mit den blutflussverbessernden Eigenschaften von Ingwer außerdem eine wirkungsvolle Waffe im Kampf gegen Arteriosklerose, Durchblutungsstörungen, Angina pectoris und Herzinfarkt.

Geschmacklich ist die frische Ingwerwurzel der getrockneten weit überlegen. Verzichten Sie auf den Kauf von Ingwerpulver: Hier sind die Aromastoffe weitgehend verflogen, und es bleibt nur ein leicht scharf-bitterer Geschmack zurück.

Die Zubereitung

1 Esslöffel frische, klein geschnittene Ingwerwurzelstücke mit 1 Esslöffel Pu-erh vermischen und mit 1 Liter kochendem Wasser übergießen. Anschließend 5 bis 8 Minuten lang zugedeckt ziehen lassen. Trinken Sie davon 3 Tassen pro Tag.

Achtung Die Pu-erh-Ingwer-Mischung kann nicht mehrmals aufgebrüht werden, da bereits im ersten Aufguss der Großteil der ätherischen Ingweröle verbraucht wird.

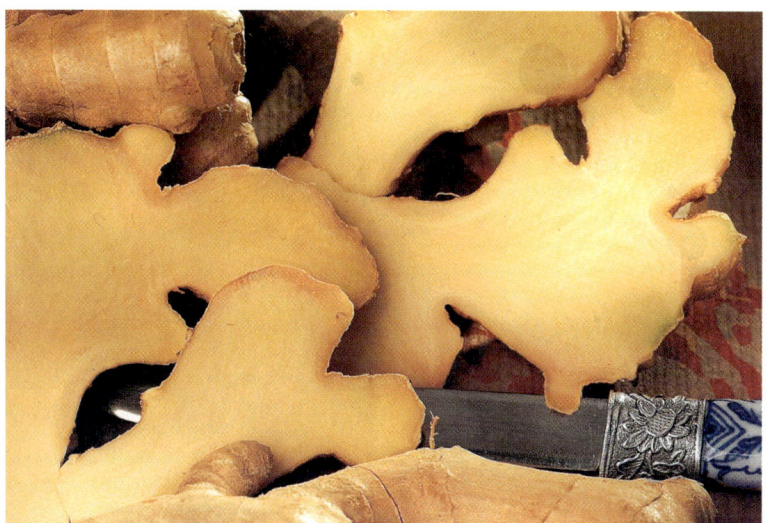

Die Wurzelknollen von Ingwer sind sowohl Gewürz als auch Heilmittel. Sie stammen aus asiatischen Anbaukulturen und sind bei uns auf Märkten, in Gewürzläden und vielen Obst- und Gemüsegeschäften erhältlich.

Chrysantheme und Pu-erh

Die traditionelle chinesische Medizin versteht unter Chrysantheme eine Pflanze namens Chrysanthemum morifolium, eine chinesische Winterblume mit rosa gestreiften, gelben Blütenblättern. Zu medizinischen Zwecken werden nur die Blüten verwendet, man erhält sie hierzulande in Apotheken, die auf traditionelle chinesische Medizin spezialisiert sind.

Tipp Die Pu-erh-Chrysanthemen-Mischung wird mittlerweile auch als Fertigmischung unter dem Namen »Gupu Cha« oder »Gook Po Cha« angeboten. Es ist jedoch schwierig, an diese südchinesische Spezialität heranzukommen. Fragen Sie bei Chinafachhändlern oder in auf Chinakräuter spezialisierten Apotheken nach ihr.

Die für Heilzwecke verwendeten chinesischen Chrysanthemen haben nur eine entfernte Verwandtschaft mit den bei uns als Schnittblumen angebotenen weiß-gelblichen Blütenbällen. Diese sind für Teezubereitungen nicht verwendbar.

Die Anwendungsgebiete

▶ Die Teezubereitung aus Chrysantheme wird in der traditionellen chinesischen Medizin gegen Kopfschmerzen, Schwindel, Bluthochdruck und taube Gliedmaßen eingesetzt.

▶ Eine Kombination aus Pu-erh und chinesischer Chrysantheme gilt in Südchina als wirkungsvolle Therapie gegen innere Hitze, sie hilft also gegen Hitzewallungen während der Wechseljahre ebenso wie gegen Fieber, Bluthochdruck (laut traditioneller chinesischer Medizin ein typisches Zeichen von innerer Hitze), Schwindel und Beschwerden nach fettreichem und opulentem Essen.

▶ Der Absud von Chrysanthemenblättern wird auch äußerlich zur Linderung bei Hautreizungen, Ekzemen und Furunkeln eingesetzt. Tränken Sie saubere Baumwoll- oder Leinenläppchen mit dem abgekühlten, konzentrierten Tee, und legen Sie sie mehrmals täglich auf die betroffenen Hautpartien.

Die Zubereitung

5 Gramm Pu-erh und 5 Gramm getrocknete Chrysanthemenblüten mit 1 Liter kochendem Wasser überbrühen. 10 Minuten lang ziehen lassen, danach durch ein Sieb abseihen. Trinken Sie von dem Tee mehrere Tassen über den Tag verteilt.

Show Mee und Pu-erh

Show Mee gehört zu den so genannten weißen Tees. Dabei handelt es sich um schwach anfermentierte Grüntees, die hauptsächlich im Süden Chinas hergestellt werden. Sie zählen zu den Teeraritäten, früher war ihr Verzehr sogar ausschließlich dem Kaiserhof vorbehalten. Kennzeichen der weißen Tees ist der silbrig weiße Flaum auf den Blättern. Hierzulande bekommt man die Show-Mee-Sorte relativ selten, ersatzweise kann man aber auch auf den gängigeren Pai Mu Tan zurückgreifen. Mischungen aus Pu-erh und Show Mee gelten als kulinarischer Hochgenuss. Sie werden in südchinesischen Teehäusern als Pu-Show angeboten. Bei uns sind fertige Mischungen ebenso wie der reine Show Mee ausgesprochen schwer zu bekommen, man muss also auf die Selbstzubereitung zurückgreifen.

Die Anwendungsgebiete

Die Mischungen aus Pu-erh und weißem Tee gelten in der traditionellen chinesischen Medizin – ähnlich wie die Pu-erh-Chrysanthemen-Mischungen – als kühlend, d.h., sie helfen gegen Bluthochdruck, Schwindel, Hitzewallungen und Fieber.

Die Zubereitung

Mischen Sie Pu-erh und weißen Tee zu gleichen Teilen. 1 gestrichenen Teelöffel dieser Mischung mit 1 Tasse (à 150 bis 200 Milliliter) heißem (nicht kochendem) Wasser übergießen, 3 Minuten lang ziehen lassen, schließlich abseihen. Die Pu-erh-Weißtee-Mischung kann bis zu 3-mal aufgegossen werden.

Der erdige Pu-erh und der sanfte weiße Tee ergeben eine reizvolle kulinarische Kombination. Auch ihre Farben – dunkelrot der eine, zartgelb der andere – ergeben zusammen ein faszinierendes Bild.

Schlangenwurz und Pu-erh

Die Schlangenwurzel (lat. Cimicifuga japonica) wächst, ebenso wie die »dayeh«-Teebäume des Pu-erh, im Süden Chinas. Die chinesischen Medizinbücher schreiben ihr zahlreiche Eigenschaften zu, die auf den »kühlen« Charakter der Pflanze aufbauen. Der süß-scharfe Geschmack der Schlangenwurzel ergänzt sich gut mit dem erdigen

Charakter von Pu-erh. Sie erhalten die Schlangenwurzel in Apotheken, die sich auf traditionelle chinesische Medizin spezialisiert haben, oder bei Chinafachhändlern.

Die Anwendungsgebiete

▶ In der traditionellen chinesischen Medizin gilt die Schlangenwurzel aufgrund ihrer »kühlen« Eigenschaften als schweißtreibend, fiebersenkend und kreislaufstabilisierend.

▶ Als pharmazeutisch gesichert gilt der hohe Tanningehalt der Schlangenwurzel, sie eignet sich dadurch zur Behandlung von Darmerkrankungen, außerdem zur Vorbeugung von Karies (Tannine verhindern im Mund den Umbau von Mehrfachzuckern zu Karies fördernden Einfachzuckern).

▶ Darüber hinaus enthält sie ein Harz namens Cimicifugin, das leicht schmerzhemmend wirkt.

▶ Die Mischung Pu-erh-Schlangenwurz empfiehlt sich bei Durchfall, Fieber mit Frösteln sowie Kopfschmerzen infolge von Stress.

▶ Gurgelspülungen mit der Mischung helfen bei Halsschmerzen.

Die Schlangenwurzel ist verwandt mit der Traubensilberkerze (Cimicifuga racemosa), einem auch hierzulande sehr bekannten Heilkraut. Die beiden Pflanzen haben jedoch unterschiedliche Wirkungen.

Die Zubereitung

Beide Heilpflanzen zu gleichen Teilen mischen. 1 gestrichenen Esslöffel davon mit 1/2 Liter kochendem Wasser überbrühen, mindestens 12 Minuten lang ziehen lassen. Trinken Sie von dem Tee mehrere Tassen über den Tag verteilt.

Kulinarische Rezepte mit Pu-erh

Ein geschmacklicher »Trotzkopf«

So gut sich Pu-erh mit anderen Heilpflanzen kombinieren lässt, so schwer fällt seine Integration in Mischrezepte, die uns kulinarisch etwas geben sollen. Der rote Tee zählt wohl in China zu den exquisiten Teespezialitäten, andererseits ist sein rauchig-erdiger Geschmack aber so eigen, dass er sich nicht ohne weiteres mit anderen Nahrungsmitteln kombinieren lässt. Darin unterscheidet er sich vom schwarzen Tee, der auch bei uns eine lange Tradition als Genussmittel hat, was zu einer Fülle der verschiedensten Zubereitungen und Mischungen mit Kräutern, Obstsäften und anderen Zutaten geführt hat. Selbst zum eher spartanischen Grüntee lassen sich mehr Rezepte finden als zum Pu-erh.

Bei der Auswahl der Partner ist also Vorsicht angebracht. Zum Pu-erh passen geschmacklich am besten Nahrungsmittel, die sauer-luftig, herb-pikant oder aber fruchtig-süß schmecken (wie etwa der bereits erwähnte Rotbuschtee, siehe Seite 54f.). Auch die Kombination mit Rotwein hat ihren eigenen geschmacklichen und auch farblichen Reiz, sie ist jedoch sicherlich nur etwas für Genießer, die eher herbe Nuancen bevorzugen.

Lieblich süß – Pu-erh mit Steviablättern

Steviablätter werden in ihren Ursprungsländern Paraguay und Brasilien schon seit über 1000 Jahren benutzt, um Matetee zu süßen. Mittlerweile erfreuen sie sich auch in Japan und in den USA einiger Beliebtheit. Gewonnen werden die Blätter aus der Pflanze Stevia rebaudiana Bertoni, einem Chrysanthemengewächs. Dieses wird mittlerweile nicht nur in Südamerika, sondern auch in Japan, Taiwan und sogar im kalten Kanada angebaut. Es waren vor allem japanische Forscher, die auf ihrer Suche nach natürlichen Süßungsmitteln Stevia eine solide wissenschaftliche Basis verschafften.

Kalorienarm und zahnschonend

Der Vorteil von Steviablättern: Sie besitzen eine starke Süßkraft, die nicht auf Fabrikzucker, sondern auf natürlichen Glykosiden aufbaut. Süßen mit Stevia schädigt die Zähne also nicht. Die Tannine der Blätter hemmen sogar die Kariesentstehung, indem sie bereits im Mundraum die Umwandlung von Mehrfach- in Einfachzucker unterdrücken. Darüber hinaus eignet sich Stevia auch als diätetisches und kalorienarmes Süßungsmittel für Übergewichtige und Diabetiker. Seine Süße passt besonders gut zur erdig-herben Note von Pu-erh.

> Die Süßkraft von Stevia ist zehnmal so stark wie die von Haushaltszucker. Ihre isolierten Glykoside süßen sogar 300-mal so intensiv, daher sollte man die Blätter sehr sparsam verwenden.

Die Melisse stammt ursprünglich aus dem Mittelmeerraum, ist aber schon lange auch bei uns heimisch. Sie wirkt u. a. gegen Stresssymptome, Nervosität und Kopfschmerzen.

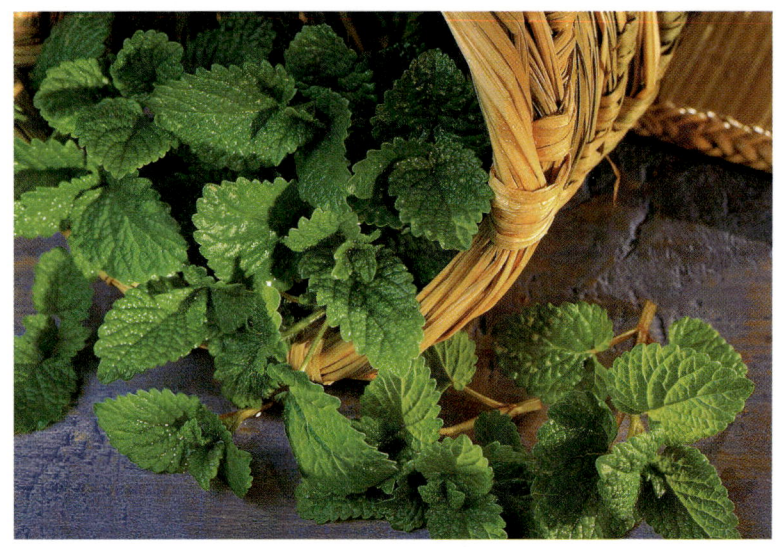

Die Zubereitung

Mischen Sie 2/3 Pu-erh mit 1/3 Steviablättern. Füllen Sie diese Mischung in eine Dose, aus der Sie sich immer bedienen, wenn Sie sich einen Tee zubereiten wollen. Für die Dosierung empfiehlt sich 1 gehäufter Teelöffel der Mischung auf 1 Tasse (à 150 bis 200 Milliliter), die Ziehdauer beträgt 3 bis 5 Minuten.

Achtung Bedenken Sie, dass beim zweiten Aufguss der Mischung die Süßkraft der Steviablätter deutlich reduziert ist.

Erfrischend – Pu-erh mit Zitronenmelisse

Zitronenmelisse hat neben ihrem erfrischenden Aroma auch eine entspannende und beruhigende Wirkung. In der Mischung mit Pu-erh ergibt sie ein harmonisierendes, sanft stimmungsaufhellendes Getränk.

Das intensive Zitrusaroma der Melisse ergänzt sich mit Pu-erh zu einem säuerlich-herben Getränk, das wunderbar kühlend und erfrischend an heißen Sommertagen wirkt.

Die Zubereitung

1/2 Liter Wasser in einem Topf zum Kochen bringen. 1 gestrichenen Esslöffel Pu-erh in einer Kanne mit dem Wasser übergießen. 5 Minuten lang ziehen lassen, durch ein Sieb abseihen. 2 Teelöffel frische, fein gehackte Zitronenmelisse und je nach Geschmack etwas Kandiszucker in die vorgewärmten Teetassen verteilen, dann mit dem heißen Tee auffüllen. Vor dem Trinken etwas abkühlen lassen.

Zum Aufwärmen – Pu-erh mit Zimt

Pu-erh-Tee mit Zimt schmeckt nicht nur gut, diese Mischung ist auch Balsam für den entzündeten Darm. Die sanft antibiotische und krampflösende Wirkung des Zimts wird in Anbetracht seiner kulinarischen Verdienste gern vergessen.

Die Zubereitung

3 Zentimeter Zimtstange zerschneiden und zusammen mit 2 Nelkenköpfchen in einem Mörser zerstoßen. Mit 2 gestrichenen Esslöffeln Pu-erh vermischen. 1 Liter Wasser kurz aufkochen, danach über die Tee-Gewürz-Mischung gießen. 3 bis 5 Minuten lang ziehen lassen, danach abseihen. Auf 4 Tassen verteilen. Hier kann dann jeder nach eigenem Geschmack mit Kandiszucker nachsüßen.

Der Duft von Zimt und Gewürznelken weckt Gedanken an Plätzchen und gemütliche Winterabende. Dieser aromatisierte Pu-erh-Tee eignet sich daher gut als Aufwärmer für die Vorweihnachtszeit.

Exotisch – Sherpatee

Dieses Getränk können Sie auch experimentierfreudigen Gästen an einem warmen Sommerabend auf der Terrasse servieren. Es hat eine entfernte Ähnlichkeit mit der spanischen Sangria, ist aber bekömmlicher als die klassische Rotweinbowle. Für Kinder ist Sherpatee aufgrund seines Alkoholgehalts nicht geeignet; die Kleinen mit ihrer eindeutigen Vorliebe für mild und süß sind aber ohnehin nur schwer für das herbe Aroma von Pu-erh zu begeistern.

Die Zubereitung

4 Teelöffel Pu-erh mit 1 Liter kochendem Wasser aufgießen, nur kurz (für etwa 3 Minuten) ziehen lassen. Anschließend den Tee auf 4 hohe Gläser verteilen, das obere Viertel der Gläser wird mit je 50 Milliliter Rotwein aufgefüllt. Mit braunem Zucker nach Geschmack süßen, die Gläser mit je 1 Zitronenscheibe garnieren.

Schlank mit Pu-erh

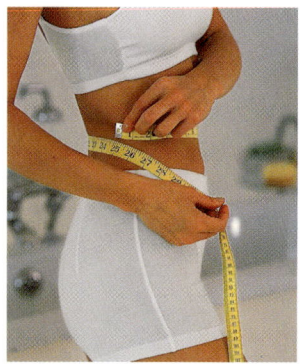

Der rote Tee lässt die Pfunde purzeln.

Deutschland ist »dick«. Laut jüngsten Erhebungen der Weltgesundheitsorganisation trifft auf über 30 Millionen der Bundesbürger das Attribut »übergewichtig« zu, 1,2 Millionen gelten sogar als »extrem adipös«, d. h., dass sie wegen ihrer Fettleibigkeit unbedingt behandelt werden müssten, da ihr Zustand ein enormes gesundheitliches Risiko darstellt. Nun verhält es sich beileibe nicht so, dass die Betroffenen ihr Schicksal einfach ignorieren würden.

Im Gegenteil: Die meisten würden gern von ihren Pfunden herunterkommen, dafür spricht allein die Anzahl der Diätkuren, Appetitzügler und »Kalorienverbrenner«, die überall via Medien sowie Apotheken und Drogerien angeboten werden. Der Erfolg bleibt jedoch in der Regel aus. In den letzten 15 Jahren hat sich die Quote der Übergewichtigen in Deutschland nicht etwa reduziert, sondern verdoppelt. Von daher hat sich in jüngerer Zeit auch eine gewisse Skepsis gegenüber neuen Abmagerungshilfen breit gemacht – nicht zuletzt auch wegen ihrer manchmal erheblichen Nebenwirkungen.

Bereits mäßiges Übergewicht ist ein ernsthaftes medizinisches Problem. Denn auch wer nur einige Kilogramm zu viel hat, setzt sich dem erhöhten Risiko einer Herz-Kreislauf- oder Krebserkrankung aus – ganz zu schweigen davon, dass jedes Pfund zu viel unsere Gelenke belastet.

Gefährlich – synthetische Diäthilfen

Dennoch kommen immer wieder brandaktuelle Abmagerungsmedikamente auf den Markt. Wie etwa »Reductil«, das jedoch auf das zentrale Nervensystem wirkt und dadurch starke Nebenwirkungen wie Mundtrockenheit, Zittern, Schlaflosigkeit, Bluthochdruck und Verstopfung provoziert. Andere Mittel wie »Xenical« blockieren in starkem Maß die Fettaufnahme im Darm, mit der Folge, dass das vom Darm »abgewiesene« Fett den Stuhl andickt und es zu kräftigen Durchfällen kommen kann. Da ist Pu-erh erheblich risikoärmer, und auch in Bezug auf seine gewichtsreduzierenden Wirkungen braucht er sich vor den synthetischen Medikamenten keinesfalls zu verstecken. Ganz zu schweigen davon, dass er erheblich preiswerter in der Anwendung ist und auch eine kulinarische Bereicherung darstellen kann.

Auf sanfte Art Gewicht verlieren

Pu-erh bremst den Fetteinbau

Pu-erh ist kein Appetitzügler, und damit greift er nicht in die Steuerungsvorgänge des zentralen Nervensystems ein, so dass er keinerlei negative Wirkungen auf unser psychisches Wohlbefinden hat. Im Gegenteil: Durch sein gerbstoffblockiertes Koffein wirkt er sanft anregend, ohne uns nervös zu machen. Und dass er unser seelisches Wohlbefinden verbessert, lässt sich schon allein daraus schließen, dass er in seinem Heimatland China als Medikament gegen leichte Depressionen eingesetzt wird.

Der gewichtsreduzierende Effekt von Pu-erh besteht vielmehr darin, bestimmte Enzyme in unserem Körper zu blockieren und dadurch zu verhindern, dass die Fette aus unserer Nahrung ohne weiteres in unseren Organismus gelangen können. Er ähnelt darin dem synthetischen Wirkstoff Orlistat, seine Methode der »Fettblockade« geht jedoch erheblich sanfter und natürlicher vor.

Saponine regen die Leber an

Der hohe Saponingehalt von Pu-erh scheint außerdem darauf hinzudeuten, dass der Tee unsere Leber zu erhöhter Aktivität anspornt und sie dazu zwingt, für die Bildung von Gallensäuren auf körpereigene Fettverbindungen zurückzugreifen. Studien aus dem südchinesischen Kunming sowie aus Frankreich belegen, dass bereits der tägliche Genuss von drei Tassen Pu-erh zu deutlichen Reduzierungen von Übergewicht führen kann.

Die ersten Effekte stellen sich bereits nach zwei Wochen ein, medizinisch relevant ist die Abmagerung durch Pu-erh allerdings erst nach vier Wochen. Als erwünschter Nebeneffekt führt die Anwendung des Tees zu einer Reduzierung der Harnsäure-, Triglyzerid- und Cholesterinwerte im Blut. Zu negativen Nebenwirkungen kommt es bei Pu-erh in der Regel nicht. Erst überhöhte Dosierungen von mehr als fünf

Mittlerweile wird Pu-erh auch in Kombination mit anderen natürlichen Abmagerungshilfen wie Apfelessig oder in Kapselform angeboten. Es deutet aber nichts darauf hin, dass sie tatsächlich wirkungsvoller wären als traditionell zubereiteter Pu-erh-Tee allein.

Tassen täglich führen möglicherweise zu überhartem Stuhl mit Blähungen. Inwieweit allerdings extrem hohe Dosen Pu-erh zu Vergiftungen führen können, ist noch nicht geklärt.

Erfolg nur als Langzeittherapie

Bleibt die Frage, wie stabil die Ergebnisse einer Pu-erh-Kur sind. Die Antwort: Sie sind natürlich nur so lange stabil, wie der Tee getrunken wird. Denn der Effekt des Tees liegt wesentlich darin, dass er unsere Leber und den Fettstoffwechsel mobilisiert sowie die Fettaufnahme blockiert. Sofern also der Tee abgesetzt wird, fallen diese Effekte aus. Der Fettstoffwechsel verfällt wieder in seine ursprüngliche Lethargie, und auch der Übertritt der Fette in den Körper nimmt wieder die ursprünglichen Formen an. Dies bedeutet: Wer dauerhaft Gewicht reduzieren will, muss während der Pu-erh-Kur gleichzeitig seine Nahrungsgewohnheiten umstellen, oder aber er darf keine vorübergehende Kur mit Pu-erh-Tee durchführen, sondern muss ihn zu seinem Alltagsgetränk machen. Doch gerade das sollte eigentlich kein Problem sein. Denn drei Tassen Pu-erh-Tee pro Tag sind im Privat- und Berufsleben ohne weiteres unterzubringen.

Pu-erh-Tee wird am besten zu den Mahlzeiten getrunken. Denn auf diese Weise lindert er die typischen Müdigkeitserscheinungen, die nach dem Essen auftreten.

Einfach und praktisch anzuwenden

So kann man die morgendliche Tasse Kaffee beispielsweise durch Pu-erh-Tee ersetzen, was außerdem noch den Vorteil brächte, den Tag mit einer Koffeindosierung zu beginnen, die im Körper nicht so schnell verpufft wie beim Kaffee. Das Koffein im Pu-erh wirkt sanfter, aber dafür über einen längeren Zeitraum.

Bei der Arbeit – beispielsweise im Büro – kann der Tee ebenfalls problemlos in den Tag integriert werden. Entweder dadurch, dass man ihn sich vor Ort zubereitet, oder aber dadurch, dass man morgens eine größere Menge kocht (etwa einen halben Liter), die dann nach Abzug der morgendlichen Ration in eine Thermoskanne gefüllt und ins Büro mitgenommen wird. Pu-erh-Tee verliert in den Wärmeisolierkannen weder an Geschmack noch an medizinischen Wirkungen.

Pu-erh-Tee eignet sich schließlich auch zum Abendessen. Die Blätter sollten allerdings mittellang (drei bis fünf Minuten) oder sogar lang (zehn Minuten) im Wasser ziehen, um die Koffeinmoleküle an die Kette der Gerbstoffe zu legen. Eine andere – und zugleich geldsparende – Möglichkeit besteht darin, sich vom morgendlichen oder mittäglichen Aufguss den Rückstand an einem kühlen Ort aufzubewahren und ihn am Abend noch einmal zu überbrühen.

Die Geschmacksschule

Es empfiehlt sich, den Pu-erh-Tee während der Abspeckkur nicht zu süßen. Selbst kalorienarme oder sogar kalorienfreie Süßungsmittel sollten außen vor bleiben. Der Grund: Das eigentümlich erdig-rauchige Aroma des Tees sowie seine Bitterstoffe stellen für unseren Gaumen eine Geschmacksschule dar, die in ihrer Wirkung nicht unterschätzt werden sollte. Der Pu-erh ähnelt darin seinem nächsten Verwandten, dem grünen Tee.

Wer es erst einmal geschafft hat, zwei Wochen lang konsequent Pu-erh zu trinken, wird nach dieser Zeit bereits feststellen, dass sein Geschmacksempfinden neue Nuancen gefunden hat. Auf einmal sind nicht mehr nur süßliche, salzige und deftige Speisen interessant, sondern es gefallen uns auch herbe, trockene, säuerliche und luftige Nuancen. Und dies erweitert nicht nur unsere kulinarische Erlebniswelt, es drückt auch unseren Kalorienverzehr nach unten. Denn leichte Sauermilchspeisen und trockene Weine enthalten bekanntlich weniger Kalorien als süße Limonaden und deftige Bratensaucen.

Eine stabile Gewichtsreduktion wird umso leichter erzielt, wenn zusätzlich zum Pu-erh auch die Ernährung fleisch- und zuckerärmer gestaltet wird. Doch auch bei dieser Nahrungsumstellung kann Pu-erh behilflich sein, da er uns durch seinen rauchig-bitteren Geschmack neue Geschmacksnuancen entdecken lässt.

Was beim Abnehmen unterstützt

Den Stoffwechsel trainieren

Viele Diäten erklären irgendwelche Nahrungsbestandteile und Nahrungsmittel zu den Hauptfeinden des Idealgewichts. Bei den einen sind es Fette, bei anderen Kohlenhydrate, einige Diätprediger empfehlen sogar die (lebensbedrohliche) Reduktion der Wasserzufuhr, und radikale Vegetarier halten das Fleisch für den Grund aller Übergewichtsübel. Tatsache ist, dass alles dick machen kann, was irgendwie Energie enthält. Freilich ist Fett am energiereichsten von allen Grundbestandteilen der Nahrung, doch prinzipiell können auch Kohlenhydrate und Eiweiße dick machen, wenn sie in übermäßig großen Mengen verzehrt werden.

Viele Abmagerungswillige kochen und essen nur noch nach Kalorientabelle. Ein relativ sinnloses Unterfangen, denn sie erfassen erstens nur einen Teil der gesamten Energiezufuhr (Kleinigkeiten wie Bonbons, Limonaden und dergleichen werden meistens nicht berücksichtigt) und zweitens nicht die Qualität der Nahrung.

Warum Diäten versagen

Der größte Haken aller Diäten liegt jedoch in ihrer Instabilität. Viele Abmagerungswillige kehren im Anschluss an eine erfolgreiche Diät wieder zu ihren alten Essgewohnheiten zurück. Außerdem hat sich unser Körper im Lauf der Jahre auf ein »Eichgewicht« eingependelt. Unser ganzer Stoffwechsel ist auf ein bestimmtes Stammgewicht ausgerichtet, und da weicht er erst einmal nicht von ab. Wer einmal 100 Kilogramm wiegt, besitzt auch einen Stoffwechsel, der sich an die 100 Kilogramm als seine Richtgröße gewöhnt hat und der sich auch während und nach einer Diät dieser Richtgröße verpflichtet fühlt. Selbst wenn es uns gelänge, die Nahrungszufuhr von 3000 auf etwa 2200 Kilokalorien pro Tag zu senken, würde unser Stoffwechsel versuchen, auch aus dem geringeren Kalorienangebot noch genügend Material zum Erhalt von 100 Kilogramm Körpergewicht herauszuziehen. Die Kalorienzufuhr würde also verringert, doch gleichzeitig ist unser Körper bemüht, dieser Verringerung durch eine höhere Effektivität der Nahrungsverarbeitung entgegenzusteuern.

Die Nahrungsverwertung verbessern

Die alleinige Reduktion der Kalorienzufuhr hat also keinen Sinn, wir müssen vielmehr unseren Stoffwechsel umtrainieren. Und das gelingt uns letzten Endes nur über eine Veränderung der Nahrungsqualität, die Menge der Kalorien spielt dabei nur eine sekundäre Rolle. Ziel des Stoffwechseltrainings ist es, die zugeführte Nahrung so gut wie möglich biopositiv zu verwerten, sie so wenig wie möglich in Depotfett abzuspeichern. Eine dominierende Rolle spielen hier die Vitamine der B-Gruppe, der vitaminähnliche Stoff Karnitin, die Aminosäure Ornithin sowie die Mineralien bzw. Spurenelemente Chrom, Jod, Magnesium, Kupfer, Mangan und Selen.

Kampf dem ewigen Appetit

Ein weiterer Hauptfeind aller Abmagerungskuren ist unser Hunger. Denn er bleibt häufig auch dann noch, wenn biologisch gar keine Notwendigkeit zur Nahrungsaufnahme besteht. Man denke nur an den berüchtigten Nachtisch, der »irgendwie immer noch reingeht«, oder die vielen Snacks und Naschereien, die man fast unbewusst zu sich nimmt. Dieses eigentlich »bio-unlogische« Phänomen hat zwei Gründe. Der erste: Die Empfindung Hunger und damit auch sein Gegenteil, die Sattheit, werden über ein komplexes System von Regelkreisen gesteuert, das sehr störanfällig ist.

Essen befriedigt und tröstet

Der zweite Grund ist, dass Hunger und Essen viel mehr sind als nur ein Mittel zur Nahrungsaufnahme, genauso wie Libido und Geschlechtsakt viel mehr sind als nur ein Mittel zur Fortpflanzung. Schon bei Kindern ist das Essen nicht nur bloße Nahrung, sondern es dient auch zur Bestätigung ihrer selbst, zur Entlastung von Spannungen und als Beweis mütterlicher Zuwendung. Und auch später im Erwachsenenalter ist es noch orale Ersatzbefriedigung für zahlreiche andere unbefriedigte Bedürfnisse: Man isst bei Ärger und schlechter Laune, bei Langeweile und bei Stress und schließlich beim existenziellen Gefühl der inneren Leere, die unbedingt ausgefüllt werden muss – und sei es durch Essen.

Hunger ist ein sehr komplexes Phänomen – und als solches ist er außerordentlich heimtückisch. Doch Physiologen und Psychologen haben mittlerweile viele neue Erkenntnisse über ihn sammeln können, die eine wertvolle Hilfe beim Kampf gegen die Pfunde sein können.

Folgende Nahrungsmittel machen Ihren Stoffwechsel träge:
► **Fleisch- und Wurstwaren**
► **Konservengemüse**
► **Schokolade, Cola- und Limonadengetränke**
► **Abführmittel**
► **Östrogenbetonte Antibabypillen**

Den Stoffwechsel in Schwung bringen

▶ Essen Sie zum Frühstück regelmäßig Vollkornbackwaren. Denn die enthalten viele Vitamine der B-Gruppe, Chrom, Magnesium, Mangan und Selen.

▶ Lamm- und Hammelfleisch enthalten viel Karnitin. Dieser vitaminähnliche Stoff fördert den Fettstoffwechsel. Versuchen Sie daher, einen Teil Ihres Schweine- und Rindfleischkonsums durch Hammel- und Lammprodukte zu ersetzen.

▶ Einmal pro Woche sollte Fisch auf Ihrem Speiseplan stehen, um die Jodversorgung abzusichern. Fischwa-

ren enthalten außerdem viele hochwertige Proteine, die das Hungergefühl bremsen.

▶ Essen Sie mehrmals pro Woche ein paar Sonnenblumen- und Sesamkerne. Man kann sie immer bei sich haben und als Snack zwischendurch in den Tag einbauen oder sie zur Verfeinerung über Joghurt- und Quarkspeisen streuen.

▶ Sesam- und Sonnenblumenkerne bringen durch ihren Kupfer-, Selen- und Magnesiumgehalt träge Stoffwechsel wieder in Gang und lindern den Hunger.

Appetitzügelnde Medikamente wirken direkt auf den Hypothalamus. Ihre Wirkung ist jedoch nicht nur auf den Hunger beschränkt, sondern kann auch die anderen Funktionsbereiche des Hypothalamus einschränken, wie etwa die Lust auf Sex und das Bedürfnis nach Flüssigkeit. Außerdem stehen sie im Verdacht, süchtig zu machen.

Den Magen mäßig füllen

Die Steuerzentrale des Esstriebs sitzt in einem entwicklungsgeschichtlich sehr alten Bereich des Gehirns, dem Hypothalamus. Er signalisiert uns, wann wir satt sind, doch dazu benötigt er Informationen aus unserem Körper.

Eine seiner Informationen bezieht der Hypothalamus aus den Wänden des Magens. Dortige Rezeptoren teilen ihm mit, wenn der Bauch mehr oder weniger leer ist. Bei vollständiger Leere können diese Empfindungen sehr schmerzhaft sein. Die absolute Leere des Magens ist in unseren Breiten aber eher selten. Hier kommt es vielmehr zu dem entgegengesetzten Extrem. Besonders zu den Mittagszeiten wird häufig viel zu umfangreich und zu schwer gegessen, so dass die Magenwände gedehnt werden. Dadurch wird das Magenvolumen erweitert, d.h., dass es für den Betreffenden nun noch aufwändiger wird, den Magen zu füllen: Er muss noch mehr essen. Auf diese Weise führt ein voller Magen längerfristig zu immer mehr Hunger. Ein Teufelskreis, den man jedoch durchbrechen kann, indem man anstelle der üblichen zwei bis drei größeren Mahlzeiten fünf kleinere und vor allen Dingen auch leichtere zu sich nimmt.

Den Blutzuckerspiegel stabilisieren

Wesentlich wichtiger als die Signale aus den Magenwänden sind für den Hypothalamus Informationen, die direkt aus dem Blut zu ihm kommen. Zu diesem Zweck durchziehen zahlreiche Blutgefäße den Hypothalamus, das in ihnen fließende Blut mit seinen Zucker-, Eiweiß- und Fettspiegeln gibt dem Hungerzentrum wichtige Aufschlüsse über den tatsächlichen Energiezustand in unserem Körper. Besonders sensibel werden Veränderungen im Blutzuckerspiegel registriert, denn Blutzucker ist unser wichtigster Körper- und Psychosprit, er ist für unser aktuelles Leistungsvermögen von enormer Bedeutung. Unser Körper reagiert auf ein Absinken des Blutzuckers mit Müdigkeit, Nachlassen der Konzentrationsfähigkeit oder Schwäche- und Schwindelanfällen. Natürlich fordert der Organismus baldigen Ausgleich. Einem allzu raschen Ansteigen des Blutzuckerspiegels folgt aber ein ebenso jäher Abfall des Pegels – und damit stellt sich ein geradezu unwiderstehlicher Heißhunger ein.

Vollkorn liefert Mehrfachzucker

Dennoch eignen sich Zuckerbomben wie Schokolade und Kuchen denkbar schlecht zum Erreichen des Idealgewichts. Denn sie enthalten im Wesentlichen Einfachzucker, der nur kurzfristig zur Anhebung des Blutzuckerspiegels beiträgt. Längerfristige Höhen erzielt hingegen Mehrfachzucker, wie er etwa in Kartoffeln, Vollkornbrot, Müsli und Vollkornnudeln in großen Mengen enthalten ist. Er kann vom Körper nur langsam aufgenommen werden und gelangt dementsprechend in gemäßigter Dosierung ins Blut. Die Folge: Der Blutzuckerspiegel steigt allmählich auf ein hohes, relativ stabiles Niveau – und das ist genau das, was den Hypothalamus zufrieden stellt und uns ein wohltuendes Gefühl von Sattheit erleben lässt.

Kartoffeln und Brot sind keineswegs Dickmacher, obwohl sie reichlich Kohlenhydrate enthalten. Im Gegenteil, sie liefern Energie, halten den Blutzuckerspiegel im Gleichgewicht und verhindern Heißhunger- attacken.

Auch Sport dämpft den Appetit

Wenn Hunger ein Regulationsinstrument des Energiehaushalts ist, ließe sich daraus womöglich voreilig der Schluss ziehen, dass man durch Sport, der viel Energie von uns fordert, einen großen Appetit entwickeln würde. Nach der Formel: Sport verbraucht Blutzucker und verstärkt dadurch über den Hypothalamus unseren Appetit. Doch das Gegenteil ist der Fall.

Bekanntermaßen ist Sport nämlich eine schweißtreibende Angelegenheit. Sporttreibende haben eine erhöhte Körpertemperatur, und verantwortlich hierfür ist wiederum der Hypothalamus, der sich auch für unsere Wärmeregulation verantwortlich zeigt. Mit der Temperaturerhöhung zügelt er gleichzeitig den Appetit, um die Kräfte des Körpers auf die Temperaturregulation zu bündeln und sie nicht unnütz für die Verdauung zu verschwenden. Ein Verfahren, das durchaus Sinn macht. Man denke nur an Fieber: Auch hier entwickeln wir keinen Appetit, sondern allenfalls Durst. Und das spart uns Kräfte, die wir zur Bewältigung der Krankheit brauchen. Beim schweißtreibenden Sport werden also ähnliche Mechanismen wie beim Fieber in Gang gesetzt: Der Appetit wird gedrosselt, der Durst erhöht. Eine ideale Voraussetzung, um gegen Übergewicht angehen zu können.

Die Hitze in der Sauna sorgt lediglich über den Wasserverlust für eine Reduktion des Körpergewichts. Dennoch hat sie für eine Fastenkur Vorteile: Sie veranlasst unseren Hypothalamus, der ja gleichzeitig für Appetit und Wärmeregulierung zuständig ist, zur Hemmung unseres Appetitempfindens.

Proteine halten lange vor

Immer wieder hört man, dass wir ohne fetthaltige Kost wie Schweine- und Rindfleisch unmöglich satt werden könnten. Ein schwerer Irrtum! Denn gerade die gesättigten Fettsäuren aus Fleisch und Wurst tragen viel weniger zum Sättigungsgrad bei als etwa hochwertige Proteine. Ideale Sattmacher sind daher Käse, Eier, Fisch und eiweißhaltige Gemüseprodukte wie Erbsen, Bohnen und Soja.

Ein Stückchen Käse eignet sich zum Abschluss einer opulenten Mahlzeit besser als ein süßer Nachtisch wie Pudding. Denn Käse bietet wirklich einen rundum gelungenen Abschluss, während die Einfachzucker und versteckten Fette des süßen Nachtischs schon wenige Minuten später wieder neuen Appetit entstehen lassen.

Mit mehr Bewegung schlank

Besonders appetithemmend wirken die folgenden Ausdauersportarten, die man natürlich regelmäßig oder auch je nach Saison im Wechsel betreiben sollte:

▶ Radfahren

▶ Joggen

▶ Fußball

▶ Volleyball

▶ Handball

▶ Basketball

▶ Skilanglauf

▶ Aerobic und Tanzsportarten

Richtiges Kauen macht satt

Das Hungergefühl wird auch durch den Akt des Essens selbst beeinflusst. Manch einer wird schon die Erfahrung gemacht haben, dass er seinen Appetit zumindest für eine kurze Zeit durch das Kauen von zuckerfreiem Kaugummi zügeln konnte. Schlucken und Kauen tragen nämlich viel zur Sättigung bei, ohne dass tatsächlich etwas gegessen worden sein muss. Für die tägliche Praxis heißt das: bei den Mahlzeiten viel kauen und schlucken, dies verstärkt den Sättigungsgrad. Da man sich allerdings in der heutigen Fastfoodepoche kaum noch die Zeit dafür nimmt, sollte man sich durch die Auswahl der Nahrung dazu zwingen. So müssen z. B. Nahrungsmittel, die einen hohen Anteil an Zellulosefasern (Ballaststoffen) haben, recht lange gekaut werden, bevor sie in den Magen gelangen können.

Was reichlich Ballast liefert

Hülsenfrüchte gehören dazu, aber auch Vollkornprodukte sowie Nüsse und Samen. Man kann schon einen großen Fortschritt in seinen Diätbemühungen erzielen, wenn man den weißen Frühstückstoast durch dunkle Vollkornbrötchen ersetzt, und wird womöglich schon bald die Erfahrung machen, dass man nur zwei derartige Brötchen dazu braucht, um so satt zu werden, wie sonst erst von sechs Scheiben hellem Toastbrot.

100 Gramm Milchschokolade enthalten 420 Kilokalorien, ungefähr genauso viel wie 100 Gramm Leinsamen. Doch während Schokolade uns mit Kalorien pur versorgt, liefert der Leinsamen sättigende Ballaststoffe, essenzielle Mineralien und zusätzlich B-Vitamine.

Lindern und heilen mit Pu-erh von A bis Z

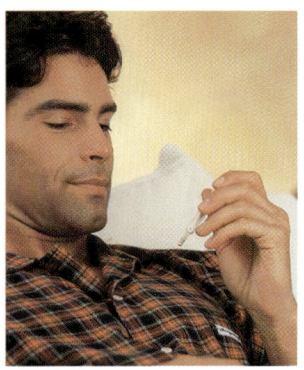

Pu-erh ist ein sanftes Naturheilmittel.

Arteriosklerose

Die Arteriosklerose eines Blutgefäßes beginnt mit einer Schädigung in der Gefäßwand, wobei das Risiko hierfür durch Bluthochdruck deutlich zunimmt. Die geschädigte Stelle wird von cholesterinreichen Substanzen besiedelt, wobei die Oxidation – also der Einfluss von freien Radikalen – eine große Rolle spielt. Die Cholesterinplaques machen die Blutgefäße unelastisch und eng, regen außerdem das Blut zur Verklumpung bzw. Gerinnung an. Dadurch wird der Blutfluss erheblich gestört, in der Folge kann es zu Versorgungsstörungen wie Angina pectoris und Herzinfarkt kommen.

Zu den Faktoren, die den Ausbruch von Arteriosklerose fördern, zählen Bluthochdruck, Rauchen (vor allem durch die dabei entstehenden freien Radikale), Übergewicht, hohe Cholesterinwerte im Blut und Bewegungsmangel. Auch chronischer Mangel an Vitamin C fördert die Arteriosklerose.

Die Arteriosklerose verläuft schleichend, die allmählichen Verengungen der Blutgefäße werden vom Betroffenen meist erst dann bemerkt, wenn sie zu einer schweren Herz-Kreislauf-Erkrankung geführt haben. Zu den Folgeerkrankungen der Arteriosklerose gehören z. B. Angina pectoris, Herzinfarkt, Herzschwäche und Schlaganfall.

Cholesterin spielt eine Hauptrolle bei der Entstehung von Herz-Kreislauf-Erkrankungen. Eine neue Studie an über 4400 Herz-Kreislauf-Patienten in Schweden ergab deutliche Hinweise darauf, dass die Senkung des Cholesterinspiegels zur Besserung arteriosklerotischer Veränderungen beitragen kann.

So hilft Pu-erh

Pu-erh verhindert die Anlagerung von cholesterinreichen Plaques auf mehrfache Weise:

▶ Er senkt sowohl den Triglyzerid- als auch den »schlechten« LDL-Cholesterinspiegel in unserem Blut.

▶ Seine Flavonoide hemmen die Bildung des Blutgerinnungsstoffs Thromboxan A2, der ansonsten die Neigung des Bluts erhöht, sich an Fettablagerungen in den Adern zu verklumpen. Die reichhaltige Zufuhr von Flavonoiden durch Pu-erh bedeutet also, dass der Anteil von Thromboxan A2 und damit auch das Risiko von Verschlüssen in den Blutgefäßen sinken. In einer holländischen Studie konnte nachgewiesen werden, dass Menschen mit hoher Flavonoidaufnahme ein deutlich geringeres Risiko haben, schwere Herz-Kreislauf-Erkrankungen zu erleiden.

▶ Pu-erh reduziert Übergewicht.

▶ Er erhöht den relativen Anteil an dem »guten«, gefäßschützenden HDL-Cholesterin.

▶ Er enthält antioxidative Substanzen, die verhindern, dass Fettverbindungen in unserem Blutkreislauf oxidieren und dadurch arteriosklerotische Veränderungen in Gang setzen.

Die Anwendung Trinken Sie täglich 3 bis 4 Tassen Pu-erh-Tee, am besten zu den Mahlzeiten.

Was sonst noch hilft

Zwiebeln und Knoblauch helfen ebenfalls, der Arteriosklerose vorzubeugen. Die beiden Zwiebelpflanzen enthalten Allizin, Ajoen und Adenosin, die eine stark hemmende Wirkung auf die Blutgerinnung besitzen. Dadurch wird das Risiko von Blutgerinnseln auf lange Sicht deutlich verringert.

Wer allerdings einen nennenswerten Effekt auf sein Herz-Kreislauf-System erzielen will, muss mindestens vier Gramm frischen Knoblauch oder 200 Gramm frische Zwiebeln pro Tag essen.

Eine wichtige Rolle spielt die Ernährung für die Vorbeugung der Arterienverkalkung. Geeignete Nahrungsmittel enthalten wenig tierisches Fett, dafür viel Vitamin C und E sowie Karotinoide, Ballaststoffe, Magnesium, Lysin und Prolin. Weniger oder gar nicht geeignete Lebensmittel sind arm an Ballaststoffen, mehrfach ungesättigten Fettsäuren und Vitaminen, enthalten dafür aber viel tierisches Fett oder viel Fabrikzucker (siehe Kasten Seite 78).

Ausdauersport ist zur Therapie und Prävention von Arteriosklerose unverzichtbar. Denn er kräftigt die Blutgefäße, senkt den Blutdruck und verringert den Cholesterinspiegel. Denken Sie jedoch daran, dass der Vitamin-C-Bedarf bei Sportlern deutlich erhöht ist.

Süßigkeiten sind für Menschen mit Herz-Kreislauf-Problemen in jedem Fall ein Risikofaktor. Der Einfachzucker steigert über die unphysiologische Belastung des Stoffwechsels den Fett- und Cholesteringehalt im Blut.

In Deutschland leiden etwa 12 bis 15 Prozent aller Erwachsenen an Hypertonie, weltweit sind es mehrere hundert Millionen, wobei nur die wenigsten von ihrer Krankheit wissen.

Der Speiseplan gegen Arteriosklerose

Empfehlenswert

▶ **Pflanzliche Öle** Olivenöl, Sonnenblumenöl, Maiskeimöl, Weizenkeimöl

▶ **Magerfisch** Kabeljau, Seelachs, Rotbarsch, Scholle, Forelle

▶ **Fleisch** Mageres Geflügel in kleinen Portionen

▶ **Magere Milchprodukte** Magermilch, Buttermilch, Joghurt, Kefir, Magerquark, Hüttenkäse, Sauermilchkäse (z. B. Harzer Käse)

▶ **Getreideprodukte** Vollkornbrot, Schrotbrot, Haferflocken, Hafermehl

▶ **Gemüse** Alle Sorten, vor allem Möhren, Rote Bete und Mangold

▶ **Frischobst** Alle Sorten, vor allem aber Zitrusfrüchte

▶ **Getränke** Tee, Mineralwasser, ungezuckerte Säfte

Weniger empfehlenswert

▶ **Fleisch** Durchwachsenes oder fettes Fleisch von Rind und Schwein

▶ **Innereien** Leber, Niere, Zunge u. Ä.

▶ **Wurstwaren** Dauerwurst etc.

▶ **Fisch** Aal, Räucheraal, Kaviar, Fischfrikadellen

▶ **Milchprodukte** Kondensmilch mit 10 Prozent Fett, Kaffeesahne

▶ **Eierspeisen** Mehr als drei Eidotter pro Woche, Mayonnaise

▶ **Kartoffeln** Pommes frites, Bratkartoffeln, Kartoffelchips

▶ **Süßwaren** Bedingt geeignet sind Marmelade, Honig, Konfitüre, Kakao; ungeeignet sind Schokolade, Nuss-Nougat-Creme, Schokoriegel, Marzipan

▶ **Zubereitete Lebensmittel** Sahnekuchen, Schokogebäck, fette Saucen

Bluthochdruck

Man spricht von erhöhtem Blutdruck oder Hypertonie, wenn mehr als 165/95 mmHg bei drei oder mehr Arztbesuchen zu verschiedenen Zeiten auf dem Blutdruckmessgerät angezeigt wurden. Bluthochdruck gehört zu den schleichenden Erkrankungen, die in ihrer Entwicklung nur selten bemerkt werden. Nur gelegentlich äußert er sich bereits frühzeitig in Beschwerden wie Schwindel, Schlafstörungen, Atemnot oder Leistungsabfall. Langfristig führt er zu Schäden an Herz, Nieren, Gehirn oder Augen.

So hilft Pu-erh

▶ Pu-erh bekämpft die Hypertonie vor allem dadurch, dass er die Entstehung von Arteriosklerose hemmt und damit Versteifungen der Blutgefäße verhindert.

▶ In der traditionellen chinesischen Medizin gilt er aber auch als Tee, der insgesamt »kühlend« auf unseren Organismus wirkt. Und damit hilft er bei innerer Hitze, zu deren Symptomen laut chinesischer Medizin auch der Bluthochdruck zählt. Als besonders wirkungsvoll werden Mischungen aus Pu-erh und weißem Tee (vor allem Show Mee) eingeschätzt.

Die Anwendung Mischen Sie Pu-erh und weißen Tee zu gleichen Teilen. Übergießen Sie von dieser Mischung 1 Teelöffel mit 1 Tasse heißem Wasser. Von dem Blätterrückstand sind bis zu 3 Aufgüsse möglich; diese Möglichkeit sollten Hypertoniker unbedingt nutzen, da in den Folgeaufgüssen der Koffeinanteil deutlich abgesenkt ist. Die Dosierung liegt bei 3 Tassen pro Tag.

Was sonst noch hilft

Bei Bluthochdruck ist die konsequente Änderung der Lebensführung die wichtigste Maßnahme. Verzicht auf Alkohol und Nikotin und eine vernünftige Ernährung gehören dazu. Der Speiseplan darf höchstens drei Gramm Kochsalz und maximal 50 Gramm Fett täglich beinhalten. Die Frucht für Hochdruckkranke ist die Kaki. Die gelborangefarbene bis rote Kakifrucht wächst an einem Ebenholzgewächs, das ursprünglich aus Asien stammt, mittlerweile aber auch in anderen Kontinenten angebaut wird. Sie eignet sich geradezu ideal als Diät für übergewichtige Hypertoniker, denn sie besitzt nur wenig Natriumsalze, dafür aber umso mehr Kalium (bis zu etwa 170 Milligramm auf 100 Gramm), Karotinoide und Vitamin C. Aus Israel stammen die kernlosen Kakis, die so genannten Sharon-Früchte.

Tipp Reife Kakifrüchte halten sich nur wenige Tage und müssen im Kühlschrank gelagert werden. Sie schmecken auch ohne andere Obstsorten und lassen sich bestens zu Mus verarbeiten.

Die Mischung aus Pu-erh und weißem Tee hilft nicht nur Hypertonikern, sie ist auch wirksam gegen Hitzewallungen und Fieber mit Schüttelfrost. Außerdem schmeckt sie gut.

Bei Bauchkrämpfen ist die gute alte Wärmflasche noch immer ein probates Mittel gegen die Schmerzen. Wenn die Ursachen allerdings unklar sind, sollte man in jedem Fall zum Arzt gehen.

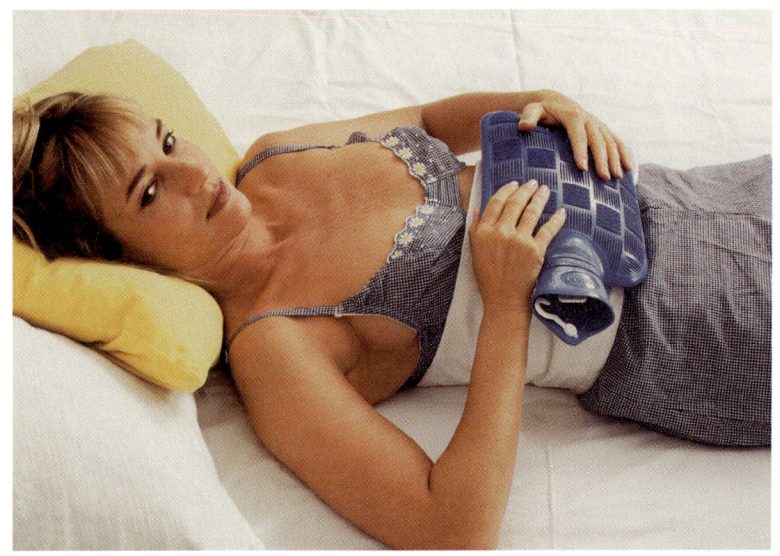

Darmentzündung

Eine Darmentzündung zeigt sich durch Durchfall und Blähungen, oft auch durch Stuhlverfärbung und krampfartige Bauchschmerzen. Zeigen sich außerdem Fröstelgefühl und eine starke Muskelanspannung im rechten Unterbauch, besteht der Verdacht auf eine Blinddarmentzündung. In diesem Fall muss der Patient sofort ins Krankenhaus eingeliefert werden, wo dann je nach Schweregrad eine antibiotische oder operative Behandlung erfolgen kann. Infektionen können Wegbereiter für eine Darmentzündung sein. Dickdarmentzündungen zeigen auch einen starken Zusammenhang mit psychischen Belastungen.

Bei diesen Symptomen bei einer Darmentzündung muss man zum Arzt:
▶ **Blutspuren im Stuhl**
▶ **Lang anhaltende, kolikartige Bauchschmerzen**
▶ **Heftiges Erbrechen**
▶ **Kreislaufschwäche**

So hilft Pu-erh

▶ Pu-erh hemmt Entzündungen und das Wachstum von Bakterien, die an einer Darmentzündung beteiligt sein können.
▶ Seine Gerbstoffe helfen gegen den Durchfall, indem sie Wasser aus dem Darminhalt binden.

Die Anwendung Trinken Sie täglich 4 Tassen Pu-erh-Tee. Bereiten Sie sich morgens den ersten Aufguss zu, und bewahren Sie den Blattrückstand für die nächsten 3 Folgeaufgüsse auf.

Auf diese Weise erreichen Sie, dass der Pu-erh-Tee nur noch wenig Koffein enthält, das ansonsten die Arbeit des Darms zusätzlich zur Entzündung irritieren könnte.

Was sonst noch hilft

Bei einer Darmentzündung gilt, dass die Ernährung so weit wie möglich heruntergeschraubt werden muss. Am besten essen Sie 2 Tage lang nichts anderes als ein paar Apfelscheiben. Dafür sollten Sie aber mindestens 3 Liter Flüssigkeit pro Tag trinken.

Diabetes mellitus Typ II

Typische Symptome von Diabetes mellitus sind:
- ▶ Starker Durst und Mattigkeit
- ▶ Gewichtsverlust trotz gesteigerter Nahrungsaufnahme
- ▶ Ausscheidung großer Harnmengen
- ▶ Erhöhte Infektionsanfälligkeit und Wundheilungsstörungen
- ▶ Im fortgeschrittenen Stadium: Kribbeln in den unteren Gliedmaßen, das sich nachts verschlimmert

Zu den weiteren möglichen Spätschäden gehören Erkrankungen von Blutgefäßen, Augen und Nieren. Die Herzinfarktquote ist bei Diabetikern deutlich erhöht.

Der Begriff »Zuckerkrankheit« ist für Diabetes mellitus eigentlich unzureichend. Denn Insulinmangel führt nicht nur zur Beeinträchtigung des Zuckerstoffwechsels, sondern auch zur Erhöhung des Cholesterinspiegels. Gerade hier kann der Pu-erh-Tee wirkungsvolle Hilfe leisten.

So hilft Pu-erh

- ▶ Pu-erh mobilisiert die Körperentgiftung durch die Leber.
- ▶ Darüber hinaus senkt er Übergewicht, das zu den Hauptrisikofaktoren von Diabetes mellitus Typ II gehört.
- ▶ Diabetiker leiden außerdem in der Regel unter erhöhten Cholesterin- und Triglyzeridwerten. Auch diese senkt Pu-erh-Tee.

Die Anwendung Trinken Sie täglich 3 bis 4 Tassen Pu-erh-Tee zu den Mahlzeiten. Nutzen Sie auch häufiger die koffeinärmeren Zweit- und Drittaufgüsse.

Was sonst noch hilft

Gleichgültig, um welche Art von Diabetes mellitus es sich handelt – die Ernährung spielt immer mit. Denn der Insulinmangel kommt natürlich umso mehr zum Tragen, je mehr Insulin für den Transport und die Verwertung von Fetten und Zucker benötigt wird. Eine fettreiche Ernährung ist demnach für den Diabetiker ebenso ungünstig wie eine Ernährung mit viel Einfachzucker, die den Blutzuckerspiegel von einer Spitze zur nächsten treibt.

Als Alternative zur reinen Pu-erh-Behandlung kommt auch eine Kombination aus Kombucha und Pu-erh infrage (Kombucha hat stark zuckersenkende Eigenschaften!). Das Rezept für diese Mischung finden Sie auf Seite 57.

Nahrungsmittel mit geringem GI bevorzugen

Kohlenhydrathaltige Nahrungsmittel werden im Verdauungstrakt unterschiedlich schnell verdaut und resorbiert, dementsprechend unterschiedlich sind auch ihre Wirkungen auf den Organismus. So lässt etwa Schokolade mit seinen einfachen Kohlenhydraten den Blutzuckerspiegel sehr schnell ansteigen, während etwa Müsli mit seinen komplexen Kohlenhydraten zu einem eher langsamen Blutzuckeranstieg führt.

Maßzahl für die Wirkung eines Nahrungsmittels auf den Blutzuckerwert ist der glykämische Index (GI). Es handelt sich dabei um einen Prozentwert, bezogen auf ein bestimmtes Nahrungsmittel (meistens Weißbrot, Traubenzucker oder andere Nahrungsmittel mit viel Einfachzucker), dessen Wert auf 100 gesetzt wurde. Ein hoher GI von über 60 Prozent steht für einen schnellen und hohen Blutzuckeranstieg und bedeutet damit für den Insulinapparat eines Diabetikers ein ernsthaftes Problem.

Demgegenüber steht ein geringer GI unter 40 Prozent für einen allmählichen Blutzuckeranstieg, der keine übergroßen Anstrengungen vom Insulinapparat verlangt. Lebensmittel mit geringem GI sind daher für den Diabetiker ein Nahrungsmittel der ersten Wahl.

Das Übergewicht muss weg

Übergewicht gehört zu den klassischen Risikofaktoren von Diabetes mellitus, eine Therapie ohne eine entsprechende Reduzierung des Gewichts ist praktisch unmöglich, denn Übergewicht verschleißt Insulin: In einem übergewichtigen Körper ist ein intensiver Stofftransport notwendig, und damit wird auch viel Insulin gebraucht.

Der GI ausgewählter Nahrungsmittel

GI = 100 Prozent (für Diabetiker absolut ungeeignet)
- Malzzucker
- Traubenzucker

GI zwischen 80 und 100 Prozent (für Diabetiker wenig geeignet)
- Bier
- Cornflakes
- Kartoffeln
- Kartoffelpüree
- Knäckebrot
- Schokolade
- Weißbrot
- Zuckermais

GI zwischen 60 und 80 Prozent (für Diabetiker bedingt geeignet)
- Bananen
- Graubrot
- Haferflocken
- Kartoffelchips
- Naturreis
- Vollkornbrot

GI zwischen 40 und 60 Prozent (für Diabetiker geeignet)
- Äpfel
- Bohnen
- Erbsen
- Joghurt
- Milch
- Orangen
- Orangensaft
- Spaghetti

GI zwischen 20 und 40 Prozent (für Diabetiker ideal)
- Erdnüsse
- Bohnen
- Frischkornmüsli
- Linsen

Viele Übergewichtige argumentieren, dass sie nur ganz wenig essen würden und es unverständlich fänden, dass sie so dick seien. Jüngere Untersuchungen fanden heraus: Die meisten Dicken belügen sich selbst. Sie vergessen bei der Liste ihres Speiseplans regelmäßig die kleinen Snacks zwischendurch.

Durchfall

Die Symptome von Durchfall sind bekannt: wässriger Stuhl, starker Stuhldrang und heftige Unterleibskrämpfe. Für Durchfall kann es zahlreiche Ursachen geben:

▶ Schwer wiegende Erkrankungen wie Ruhr, Colitis ulcerosa, Darmgrippe, Cholera, Typhus etc.
▶ Stress, Angst und unterdrückte Anlehnungsbedürfnisse
▶ Übermäßiger Konsum von Nikotin und Alkohol
▶ Missbrauch von Abführmitteln
▶ Lebensmittelvergiftungen
▶ Lebensmittelallergien und -unverträglichkeiten

So hilft Pu-erh

▶ Pu-erh beruhigt die gereizten Darmwände und löst Verkrampfungen, seine Gerbstoffe geben der Darmschleimhaut einen natürlichen Schutz und schützen sie vor Parasiten.
▶ Außerdem verfügt er über antibiotische Substanzen, in deren Visier auch Escherichia coli gehört – diese Erreger (Kolibakterien) zählen zu den Hauptauslösern von Durchfällen.
▶ Nicht zu vergessen schließlich seine antiallergischen Wirkungen, weil Durchfall nicht selten durch Allergien ausgelöst wird.

Die Anwendung Trinken Sie täglich 4 Tassen Pu-erh-Tee. Bereiten Sie sich morgens den ersten Aufguss, und bewahren Sie den Blattrückstand für die nächsten 3 Folgeaufgüsse auf. Auf diese Weise erreichen Sie, dass der Pu-erh kaum noch Koffein enthält, das ansonsten die Arbeit des Darms weiter beeinträchtigen könnte.

Was sonst noch hilft

Durchfall bedeutet für den Körper einen starken Wasserverlust. Trinken Sie daher mindestens 3 Liter Flüssigkeit pro Tag, am besten in Form von Saft-Mineralwasser-Gemischen.

Beruhigen Sie den überreizten Darm mit einer Wärmflasche auf dem Bauch. Alkohol und Nikotin wirken irritierend auf das vegetative Nervensystem, der Steuerzentrale unserer Verdauungsorgane. Vermeiden Sie auch koffeinreiche Getränke (wie z. B. Kaffee oder Colagetränke)! Denn Koffein drückt Wasser in den Darm.

Gicht

Gicht gehört zu den Krankheiten des rheumatischen Formenkreises, bei denen die Arachidonsäure als Ausgangsstoff der so genannten Entzündungsmediatoren eine entscheidende Rolle spielt. Denn letzten Endes ist sie es, die das Anlagern der Harnsäurekristalle an den Gelenken in einen konkreten Entzündungsprozess (Rötung, Schwellung, Schmerzen) umsetzt. Typische Symptome der Erkrankung:

▶ Die Gicht kommt in Schüben, meistens in der Nacht. Die Schübe können mehrere Tage andauern.

▶ Die Schübe zeigen sich als Rötung und Schwellung der betroffenen Gelenke mit teilweise extremen Schmerzen.

So hilft Pu-erh

Im Zusammenwirken mit fett- und purinarmen Nahrungsmitteln ist Pu-erh-Tee bei der Unterstützung der Gichttherapie ein Mittel der ersten Wahl:

▶ Pu-erh unterstützt die Harnausscheidung über die Nieren und sorgt dadurch für einen Abtransport der problematischen Harnsäure. In klinischen Untersuchungen konnte belegt werden, dass Pu-erh den Harnsäurespiegel deutlich senkt.

▶ Die Pu-erh-Saponine binden im Darm tierische Fette an sich, so dass Verdauungs- und Ausscheidungsorgane weniger belastet werden. Dadurch bleiben mehr Kapazitäten zum Abtransport der Harnsäure.

▶ Als basisches Nahrungsmittel verringert Pu-erh insgesamt den Säureanteil in unserem Körper. Das wirkt sich nicht nur positiv auf den Harnsäurewert aus, sondern auch auf den Gehalt an Arachidonsäure, die in der Schmerzentstehung eine zentrale Rolle spielt.

Die Anwendung Trinken Sie täglich mindestens 0,6 Liter Pu-erh-Tee, verteilt auf die einzelnen Haupt- und Zwischenmahlzeiten. Zum Frühstück verwenden Sie auch den ersten Aufguss (5 Minuten lang ziehen lassen!), zum Mittag- und Abendessen den zweiten und den dritten Aufguss (nur noch 3 bzw. 2 Minuten lang ziehen lassen).

Kaffee stellt für den Gichtkranken – im Unterschied zur weit verbreiteten Meinung – eigentlich kein Problem dar. Im Fall einer Kur mit Pu-erh-Tee sollte er jedoch gestrichen werden, um den Körper nicht zu sehr mit Koffein zu belasten.

Gefahr Purine

Die Rolle der Purine in der Nahrung im Hinblick auf unseren Harnsäurespiegel wurde von Wissenschaftlern lange Zeit überschätzt. Offenbar ist nicht der Puringehalt eines Nahrungsmittels allein ausschlaggebend für die Gicht, sondern der Gehalt von Purinen zusammen mit gesättigten Fetten – eine Kombination, die zwangsläufig besonders bei Fleisch- und Wurstwaren zu finden ist.

Diese Lebensmittel sollten Sie meiden:

▶ Geflügel (Ausnahmen: Puten- und Hühnerbrust, Wachteln)
▶ Hammelfleisch
▶ Lammfleisch
▶ Rinderfleisch (Ausnahme: Tatar)
▶ Schweinefleisch
▶ Wurstwaren
▶ Speck und Räucherspeck
▶ Innereien
▶ Fleischextrakt

Bier enthält Alkohol und behindert dadurch die Harnsäureausscheidung. Darüber hinaus enthält es große Mengen an Guanosin, ein Purin, das die Harnsäurewerte im Blut ganz bedenklich nach oben drücken kann. Daher besser kein Bier trinken!

Gefahr Arachidonsäure

Es wurde bereits erwähnt, dass die Arachidonsäure einen entscheidenden Einfluss bei der Entstehung von Gicht hat. Eine Senkung des Arachidonsäurespiegels zeigt daher einen lindernden Effekt auf die Dauer, das Ausmaß und die Schmerzen der Gichtschübe, auch wenn die Harnsäurekristalle als Hauptursache natürlich unbeeinflusst bleiben. Folgende Nahrungsmittel schränken den Einfluss von Arachidonsäure ein:

▶ Alle pflanzlichen Nahrungsmittel
▶ Diätmargarine
▶ Erdnussöl
▶ Magerquark
▶ Olivenöl
▶ Vollmilch
▶ Weizenkeimöl

Was sonst noch hilft

Die Erhöhung der Flüssigkeitszufuhr ist bei Gicht besonders wichtig. Denn wer viel trinkt, spült die Nieren gut durch, verbessert die Nierenausscheidung und verringert dadurch die Konzentration der kristallbildenden Substanzen. Die ideale Flüssigkeitszufuhr liegt bei etwa drei Liter pro Tag.

Als Getränke sollten Sie neben Pu-erh-Tee Mineralwasser oder ein Gemisch aus Mineralwasser und Fruchtsaft bevorzugen. Auch Kräutertees, besonders mit Birkenblättern, Brennnesselblättern, Lindenblüten oder Schafgarbenkraut, sind geeignet.

Harnsteinleiden

Harnsteine können sich in den Nieren und den harnableitenden Wegen ansammeln, ohne dass Beschwerden auftreten müssen. Nur in vereinzelten Fällen machen sie sich durch ziehende Rückenschmerzen bemerkbar – oder aber durch eine Nierenkolik, die starke, wellenartig auftretende Schmerzen verursacht.

Die verschiedenen Arten von Harnsteinen

Die Steine in den Harngängen können eine unterschiedliche Zusammensetzung aufweisen.

▶ In 65,4 Prozent aller Fälle handelt es sich um Kalziumoxalatsteine. Für ihre Bildung werden von Wissenschaftlern in erster Linie eine erhöhte Ausscheidung von Kalzium, Oxalsäure und Harnsäure sowie eine verringerte Ausscheidung von Zitronensäure und Magnesium verantwortlich gemacht. Alle diese Faktoren werden durch die Ernährung entscheidend beeinflusst.

▶ In 15,4 Prozent handelt sich um harnsäurehaltige Steine. Hauptrisikofaktoren sind hier Bewegungsmangel, Übergewicht und überhöhter Alkohol- und Fleischkonsum.

▶ In den übrigen Fällen handelt es sich um Phosphat- oder Zystinsteine. Ihre Risikofaktoren ähneln denen der Harnsäuresteine.

Seit dem Zweiten Weltkrieg steigt in Deutschland die Zahl der Harnsteinerkrankungen stetig an. Zurzeit muss pro Jahr mit etwa 335 000 neuen Erkrankungsfällen gerechnet werden.

Ernährungstipps gegen Harnsteine

▶ Weniger Süßigkeiten, weniger als 5 Gramm Kochsalz pro Tag!
▶ Weniger Fleisch! Denn der Konsum von gesättigten Fettsäuren erhöht den Harnsäurespiegel.
▶ Keinen Alkohol! Denn er blockiert den Abtransport der Harnsäure.

▶ Viel Vitamin C und Folsäure! Diese beiden Vitamine mobilisieren den Abtransport der Harnsäure. Besonders günstig sind Kiwis, denn sie enthalten auf 100 Gramm 1 Milligramm Vitamin C und 16 Mikrogramm Folsäure.

So hilft Pu-erh

▶ Wie die meisten anderen Teesorten auch, unterstützt er die Harnausscheidung. Dadurch können überschüssige Säuren besser aus dem Körper entfernt werden.

▶ Pu-erh verbessert die Fettverarbeitung. Oft ist unser Körper mit dem reichhaltigen Angebot an tierischen Fetten in der Nahrung überfordert, so dass er die Ausscheidung von Harnsäure drosseln muss. Durch die »fettschluckenden« Saponine im Pu-erh gelangen weniger Fette in den Blutkreislauf, so dass mehr Harnsäure ausgeschieden werden kann.

▶ Pu-erh ist alkalisch. Dadurch bildet er eine natürliche Hemmung gegenüber Übersäuerungen in unserem Körper.

Die Anwendung Trinken Sie täglich zum Frühstück und zum Mittagessen ein Kännchen (etwa 300 Milliliter) Pu-erh. Trinken Sie morgens den ersten Aufguss (nicht länger als 5 Minuten lang ziehen lassen) und mittags den zweiten Aufguss (nicht länger als 3 Minuten lang ziehen lassen).

Der Rat, auf Milchprodukte bei Harnsteinen zu verzichten, ist überholt und gefährlich. Denn mittlerweile steht fest, dass dies sogar zu einer vermehrten Oxalsäureausscheidung im Harn führt. Mit anderen Worten: Wer vollkommen auf Milch, Quark, Käse & Co. verzichtet, erhöht sein Harnsteinrisiko!

Was sonst noch hilft

Senfbreiauflagen zählen zu den traditionellen Erste-Hilfe-Maßnahmen bei Nierenkolik. Dazu werden 300 Gramm gemahlenes Senfpulver (aus der Apotheke) in warmem Wasser gelöst und zu einem streichbaren Brei verarbeitet. Der Brei kommt dann auf ein Mull-

oder Leinentuch. Das Tuch legen Sie – mit der senffreien Seite – auf die Nierengegend, bis der Schmerz nachlässt oder der Arzt eintrifft.

Die Erhöhung der Flüssigkeitszufuhr gehört bei Harnsteinleiden zu den Therapien der ersten Wahl. Denn wer viel trinkt, erhöht seine Harnmenge und verringert dadurch die Konzentration der steinbildenden Substanzen. Wem es beispielsweise gelingt, seine tägliche Harnmenge von 1000 Milliliter auf 2500 Milliliter zu steigern, halbiert dadurch die Anzahl der Kalziumionen, die in den ableitenden Harnwegen zur Steinbildung beitragen könnten.

Es ist jedoch unnötig, täglich vier oder mehr Liter Flüssigkeit zu trinken. Denn wer seine Harnmenge auf über 2500 Milliliter steigert, erzielt keine therapeutischen Effekte mehr. Die ideale Flüssigkeitszufuhr liegt bei etwa 3 bis 3,5 Liter pro Tag. Als Getränk Nummer eins sollten Sie Mineralwasser zu sich nehmen.

Heuschnupfen

Pu-erh-Tee lindert nur die Allergiesymptome. Heilung ist ausschließlich durch eine Immuntherapie (Hyposensibilisierung) möglich, die von einem ausgebildeten Allergologen durchgeführt werden sollte.

Der Heuschnupfen tritt jedes Jahr zur gleichen Zeit auf, meistens in den Frühjahrs- und Sommermonaten. Er kündigt sich an durch Nasenjucken; die von Betroffenen häufig durchgeführte Handbewegung von der Oberlippe aufwärts zur Nasenspitze wird gern als allergischer Gruß bezeichnet.

Später tropft dann die Nase (die Flüssigkeit ist meistens dünn und klar), oft kommt es zu lang anhaltenden Niesattacken. Die Augen sind gerötet und tränen fast permanent. Die Allergie ist nicht nur lästig, sondern hat auch die unangenehme Tendenz, im Lauf der Jahre »die Etage zu wechseln« und schwere Atemwegsbeschwerden bis hin zu Asthmaanfällen zu verursachen.

Auslöser des Heuschnupfens sind neben Gräserpollen die Pollen von Bäumen, Sträuchern und Kräutern. Zwischen Februar und April dominieren die Frühblüher wie Erle, Hasel und Birke, von Mai bis Juni lassen Gräserpollen die Nasen tropfen, und im Spätsommer und frühen Herbst ist es der Blütenstaub von Beifuß, Spitzwegerich und anderen Kräutern, der dem Allergiker zusetzt.

So hilft Pu-erh

▶ Die Pu-erh-Flavonoide wirken modulierend auf das Immunsystem, das dadurch sozusagen wieder lernt, angemessen auf den Kontakt mit Pollen zu reagieren.

▶ Ihre Wirkung wird noch optimiert, wenn Sie ihn mit Jasmin- oder Rotbuschtee kombinieren.

Die Anwendung Mischen Sie Pu-erh und Rotbusch bzw. Pu-erh und Jasmintee zu gleichen Teilen. Überbrühen Sie dann 1 Esslöffel dieses Gemischs mit 1/2 Liter kochendem Wasser; 3 Minuten lang ziehen lassen. Anschließend in eine Thermoskanne füllen und über den Tag verteilt trinken.

Tipp Beginnen Sie mit der Teekur bereits im Januar, bevor die ersten Pollen fliegen.

Wie ein japanisch-englisches Forscherteam herausfand, erhält der Pollenallergiker das für die Krankheit verantwortliche Molekül von seiner Mutter. Mit anderen Worten: Von unserem Vater können wir keine Veranlagung zum Heuschnupfen erben, wohl aber von unserer Mutter.

Was sonst noch hilft

Bei einer Allergie gegen nur wenige Pollenarten ist eine Hyposensibilisierung Erfolg versprechend. Diese Therapie darf nur vom Facharzt durchgeführt werden und ist langwierig und aufwändig. In vielen Fällen kann aber bei der entsprechenden Geduld des Patienten der Heuschnupfen völlig verschwinden. Ansonsten gilt: Den Allergenen sollte man möglichst aus dem Weg gehen. Praktisch bedeutet das:

▶ An Tagen mit hoher Pollenbelastung der Luft (das erfahren Sie über die Pollenflugmeldungen des Rundfunks) einen längeren Aufenthalt im Freien meiden.

▶ Blühende Felder und Wiesen grundsätzlich meiden.

▶ Beim Autofahren die Scheiben geschlossen halten.

▶ Am Abend vor dem Zubettgehen duschen und die Haare waschen, um anhängende Pollen abzuspülen. Im Freien getragene Kleidung nicht im Schlafzimmer herumliegen lassen.

▶ Bei geschlossenem Fenster schlafen, auch tagsüber möglichst nur zu Zeiten mit geringem Pollenflug lüften. Im Haus ist auch der Einsatz von Luftfiltern, besonders im Schlafzimmer, sinnvoll.

▶ Möglichst häufig mit einem Spezialgerät staubsaugen.

Das Risiko von Kreuzallergien

Wer unter Heuschnupfen leidet, entwickelt häufig auch Kreuzallergien, also allergische Symptome nach dem Genuss bestimmter Lebensmittel, die eine botanische Verwandtschaft zu den Allergenen haben. Hier kommen z. B. viele Gewürze und Kräuter, aber auch Honig infrage. Besonders häufig löst Sellerie Kreuzreaktionen aus, der in Suppengemüse und vielen Würzmischungen enthalten ist.

Keuchhusten

Keuchhusten kann in jedem Lebensalter ausbrechen, aber er verläuft umso schwerer, je jünger der Patient ist. Früher starben viele Kinder an dieser Infektion, und auch heute noch ist sie für Säuglinge lebensbedrohlich. Deshalb ist es dringend ratsam, Säuglinge im ersten Lebenshalbjahr gegen Keuchhusten impfen zu lassen und bei den ersten Anzeichen der Krankheit den Arzt zu holen. Sie gehört zu den klassischen Kinderkrankheiten und ist ansteckend. Keuchhusten durchläuft drei Phasen:

▶ Der Rachenraum ist entzündet, leicht erhöhte Temperaturen, gelegentliches Hüsteln. Dauer: ein bis zwei Wochen.

▶ Heftige Hustenstöße, besonders in der Nacht. Ihnen folgt ein juchzendes, ziehendes Einatmen. Die Hustenanfälle bringen den Patienten in Atemnot; er läuft rot, manchmal sogar blau an. Am Ende kommt es zu heftigem Schleimauswurf, oft verbunden mit Erbrechen. Dauer: drei bis sechs Wochen.

▶ Der Husten lässt nach, das Einatmen ist jedoch immer noch von Ziehen und Keuchen begleitet. Dauer: zwei bis sechs Wochen.

So hilft Pu-erh

Auslöser des Keuchhustens ist ein Erreger namens Bordetella pertussis. Eine japanische Studie konnte zeigen, dass dieser Parasit durch Pu-erh abgetötet wird.

Keuchhusten wird beim Sprechen, Niesen oder Husten durch Tröpfcheninfektion übertragen. Auch Eltern oder Großeltern können sich anstecken.

Zum Inhalieren brauchen Sie eine breite Schüssel und ein großes Handtuch. Praktischer in der Handhabung und speziell für Kinder auch sicherer sind Inhalationsgeräte aus der Apotheke oder dem Sanitärfachhandel.

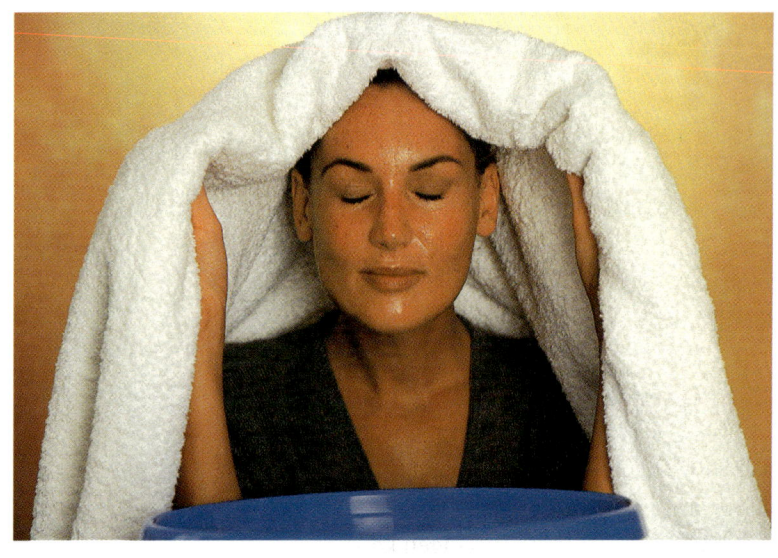

Beim Inhalieren dürfen Sie ein Kind grundsätzlich nicht allein lassen. Verbrennungen durch umgekippte Wannen mit heißer Inhalationsflüssigkeit gehören zu den häufigen und besonders dramatischen Unfällen im Kindesalter.

Die Anwendung Versuchen Sie, ein Kind vom regelmäßigen Verzehr des Pu-erh-Tees zu überzeugen. Man kann ihn beispielsweise mit etwas Honig süßen oder ihn in Quark- oder Joghurtspeisen hineinmischen. Als Alternative kommen in diesem Fall aber auch geschmacksneutrale Pu-erh-Extrakte in Kapselform aus der Apotheke oder dem Reformhaus infrage. Die Dosierung richtet sich nach der jeweiligen Packungsbeilage.

Ebenfalls hilfreich sind Inhalationen mit Pu-erh, die bei Kindern in der Regel besser ankommen als Inhalationen mit Kamille, Teebaumöl oder Thymian. Dazu wird der Tee einfach ins heiße Wasser hineingestreut (2 Esslöffel auf 1 Liter Wasser). Die Inhalationen sollten nicht länger als jeweils 10 Minuten dauern.

Was sonst noch hilft

Geben Sie dem Patienten täglich eine warme, frisch zubereitete Gemüsesuppe zu essen. Sie ist angenehm zu schlucken, enthält viele Vitamine und stärkt die Widerstandskraft. Besonders geeignet sind Suppen, die Möhren und Kohl enthalten.

Mundgeruch

Machen Sie den Mundgeruchstest, um selbst herauszufinden, wie Ihr Atem ist: Spülen Sie den Mund, lassen Sie das Wasser langsam zwischen den Zähnen hin- und herwandern, und spucken Sie es dann in einen Becher. Wenn aus dem Becher unangenehme Gerüche emporsteigen, ist Ihr Atem schlecht. Ursachen dafür können z. B. Zahn- oder Verdauungsprobleme sein.

So hilft Pu-erh

▶ Pu-erh verbessert die Verdauung und verringert dadurch das Entstehen von Fäulnisgasen, die durch die Blutbahnen in die Lunge und von dort aus in den Atem gelangen könnten.

▶ Als alkalisches Getränk verringert er außerdem den Säuregrad im Magen. Dadurch gelangen weniger säuerliche Gerüche über die Speiseröhre in den Mund.

Die Anwendung Trinken Sie regelmäßig zu den Mahlzeiten Pu-erh. Streuen Sie gelegentlich auch Mundspülungen mit rotem Tee in Ihren Alltag ein. Für die schnelle Hilfe sollte der Pu-erh über einige frische oder getrocknete Pfefferminzblätter gegossen werden. Dieses Getränk verhindert nicht nur die Entstehung übler Gase, sondern macht auch auf direktem Weg den Atem aromatisch-frisch.

Mundgeruch hat häufig seinen Ursprung weniger in den hygienischen Verhältnissen im Mundbereich als in einer schlechten Verdauung, durch die Fäulnisgase auf dem Blutweg in den Atem gelangen. Gerade hier besitzt Pu-erh große therapeutische Chancen.

Nahrungsmittelallergien

Die Symptome des Nahrungsmittelallergikers können breit gefächert sein. Am häufigsten sind Beschwerden im Magen-Darm-Bereich; kolikartige Bauchschmerzen mit fetthaltigem Durchfall sind ein Hinweis auf Zöliakie (bei Kindern) und Sprue (bei Erwachsenen). Beide Erkrankungen beruhen auf einer Unverträglichkeit von Gluten, das man in vielen Getreidesorten findet. Ebenfalls häufig sind Beschwerden im Hals- und Rachenbereich, die in der Regel unmittelbar nach dem Verzehr des problematischen Nahrungsmittels auftreten. Nahrungsmittelallergien beschränken sich jedoch nicht nur auf den Verdauungsweg. Auch Niesanfälle, Asthma, Nesselsucht, Bindehautentzündungen, Migräneattacken und Neurodermitis können zu den Symptomen zählen.

So hilft Pu-erh

▶ Sein Querzetin hemmt die übermäßige Ausschüttung von Histamin aus den Mastzellen, die beim Betroffenen zu Erbrechen und Darmkrämpfen führt.

▶ Seine Flavonoide wirken insgesamt entspannend auf die Darmmuskulatur. Optimal bei Nahrungsmittelallergien ist eine Kombination der Flavonoide von Pu-erh und Rotbuschtee.

Die Anwendung Mischen Sie Pu-erh und Rotbusch zu gleichen Teilen. Überbrühen Sie 1 Esslöffel dieses Gemischs mit 1/2 Liter kochendem Wasser; 3 Minuten lang ziehen lassen. Anschließend in eine Thermoskanne füllen und über den Tag verteilt trinken.

Einige Nahrungsmittelallergien treten vorwiegend in bestimmten Lebensaltern auf, um sich dann wieder zu verlieren. Dazu gehören vor allem Allergien auf Milch- und Hühnereiweiß, die meistens zwischen dem dritten und fünften Lebensjahr wieder abklingen.

Sodbrennen

Die typischen Symptome von Sodbrennen sind ein brennendes Gefühl hinter dem Brustbein, vor allem nach deftigen und überreichen Speisen. Hinzu kommen häufig auch saures Aufstoßen und Völlegefühl im Magen.

So hilft Pu-erh

Die Therapie von Sodbrennen gehört zu den herausragenden Eigenschaften von Pu-erh, die schon im alten China geschätzt wurden. Er verbessert die Fleischverdauung und wirkt außerdem beruhigend auf die Magenwände.

Die Anwendung Trinken Sie zu den Mahlzeiten regelmäßig Pu-erh-Tee, besonders zu schweren Fleischgerichten.

Über den Autor

Dr. Jörg Zittlau hat Philosophie, Biologie und Sportmedizin studiert. Er lehrte und forschte zu diesen Fächern an einer Hochschule und arbeitet heute als freier Wissenschaftsjournalist mit den Schwerpunkten Alternativmedizin, Psychologie und Ernährung.

Dank

Besonders bedanken möchte sich der Autor beim deutschen Teeverband, bei Frau Frank-Bühler von der Schoenenberger Firmengruppe sowie bei der Stash-Tea-Company, die ihm in außergewöhnlicher Weise bei den Recherchen zu diesem Ratgeber geholfen haben.

Leser- und Bestellservice

Heil- und Duftstoffe aus der Natur
Galerie fit & gesund – Der Gesundheitsladen
Mittelweg 19, 20148 Hamburg, Tel./Fax 0 40/4 10 65 19

Literatur

Reid, Daniel: Handbuch der chinesischen Heilkräuter. Knaur Verlag. München 1998
Schweppe, Ronald P./Schwarz, Aljoscha A.: Natürlich gesund mit Lapacho. Südwest Verlag. München 1998
Weilhofen, Jürgen: Pu-erh. Sanoform-Verlag. 3. Auflage, Troisdorf 1999
Yongkang, Li: Heilen mit Chinatees. Midena-Verlag. Augsburg 1997
Zittlau, Jörg: Grüner Tee für Gesundheit und Vitalität. Ludwig Verlag. 6. Auflage, München 1999
Zittlau, Jörg: Gesund und schön mit Kefir. Ludwig Verlag. München 1998
Zittlau, Jörg: Rotbuschtee für Gesundheit und Schönheit. Ludwig Verlag. 2. Auflage, München 1999

Hinweis

Das vorliegende Buch ist sorgfältig erarbeitet worden. Dennoch erfolgen alle Angaben ohne Gewähr. Weder Autor noch Verlag können für eventuelle Nachteile oder Schäden, die aus den im Buch gemachten praktischen Hinweisen resultieren, eine Haftung übernehmen.

Bildnachweis

AKG, Berlin: 13; Das Fotoarchiv, Essen: 33 (Friedrich Stark); Image Bank, München: 42 (Juan Silva Prod.); Lavendelfoto, Hamburg: 6 (Gerhard Höfer); Schoenenburg Ute, München: U4, 14, 36, 54, 64; Südwest Verlag, München: Titel, 59 (Christian Kargl/Ute Schoenenburg), 2, 3 (Siegfried Sperl), 24 (Archiv), 28 (R. Hofmann), 76, 92 (K. Vey); Tony Stone, München: 1 (Chris Baker), 10 (Keren Su), 66 (Chris Craymer); Transglobe, Hamburg: 80 (N.N.)

Impressum

© 1999 W. Ludwig Buchverlag in der Verlagshaus Goethestraße GmbH & Co. KG, München

Alle Rechte vorbehalten. Nachdruck – auch auszugsweise – nur mit Genehmigung des Verlags.

Redaktion:
Dr. Marion Onodi
Projektleitung:
Nicola von Otto
Redaktionsleitung und medizinische Fachberatung:
Dr. med. Christiane Lentz
Bildredaktion:
Ute Schoenenburg
Produktion:
Manfred Metzger
Umschlag:
Till Eiden
Layout:
Wolfgang Lehner
DTP/Satz:
Veronika Moga,
Mihriye Yücel
Druck:
Weber Offset, München
Bindung:
R. Oldenbourg, München

Printed in Germany
Gedruckt auf chlor- und säurearmem Papier

ISBN 3-7787-3815-1

Register